AF502202

LES ACTUALITÉS MÉDICALES

Les Glycosuries
non
Diabétiques

LES ACTUALITÉS MÉDICALES

Nouvelle collection de vol. in-16 carré de 100 pages avec fig., cartonnés.

Prix de chaque volume... 1 fr. 50

ABONNEMENT A 12 MONOGRAPHIES : 16 FRANCS.

La Grippe, par le Dr L. Galliard, médecin de l'hôpital Saint-Antoine. 1 vol. in-16 carré, 100 pages avec 7 fig., cart. 1 fr. 50

Les États neurasthéniques, par le Dr Gilles de la Tourette, professeur agrégé à la Faculté de médecine, médecin de l'hôpital Saint-Antoine. 1 vol. in-16 carré, 96 pages, cart.. 1 fr. 50

Formes cliniques et traitement des myélites syphilitiques, par le Dr Gilles de la Tourette, 1 vol. in-16 carré, 96 pages, cart.. 1 fr. 50

La Diphtérie, par le Dr H. Barbier, médecin des hôpitaux, et G. Ulmann, interne des hôpitaux. 1 vol. in-16 carré, 96 pages avec 7 fig., cart.................................. 1 fr. 50

Psychologie de l'instinct sexuel, par le Dr Joanny Roux, médecin adjoint (désigné) des Asiles d'aliénés de Lyon. 1 vol. in-16 carré, 96 pages avec fig., cart.............. 1 fr. 50

La Radiographie et la Radioscopie cliniques, par le Dr L.-R. Régnier, chef du laboratoire de radiographie de la Charité. 1 vol. in-16 carré, 96 pages et 11 fig. cart.. 1 fr. 50

Les rayons de Röntgen et le diagnostic de la tuberculose, par le Dr A. Béclère, médecin de l'hôpital Tenon, 1 vol. in-16, 96 pages et 8 fig., cart.......................... 1 fr. 50

Le Tétanos, par le Dr J. Courmont, professeur agrégé à la Faculté de Lyon, médecin des hôpitaux, et M. Doyon, professeur agrégé à la Faculté de Lyon. 1 vol. in-16, 96 pages et fig., cart.. 1 fr. 50

EN PRÉPARATION :

L'Opothérapie, par le Dr P. Claisse, médecin des hôpitaux.

Les régénérations d'organes, par le Dr P. Carnot.

Le Diabète, par le Dr R. Lépine, professeur à la Faculté de médecine de Lyon, médecin des hôpitaux de Lyon. 1 vol.

Les Albuminuries curables, par le Dr J. Teissier, professeur à la Faculté de Lyon, médecin des hôpitaux de Lyon. 1 vol.

Les Suppurations aseptiques, par le Dr Otto Josué, ancien interne lauréat des hôpitaux de Paris. 1 vol.

La Sclérose en plaques, par le Dr H. Claude, ancien interne lauréat des hôpitaux de Paris. 1 vol.

Le Goitre exophtalmique, son traitement chirurgical, par le Dr Jaboulay, professeur agrégé à la Faculté de Lyon, chirurgien de l'Hôtel-Dieu de Lyon. 1 vol.

659-98. — Corbeil. Imprimerie Éd. Crété.

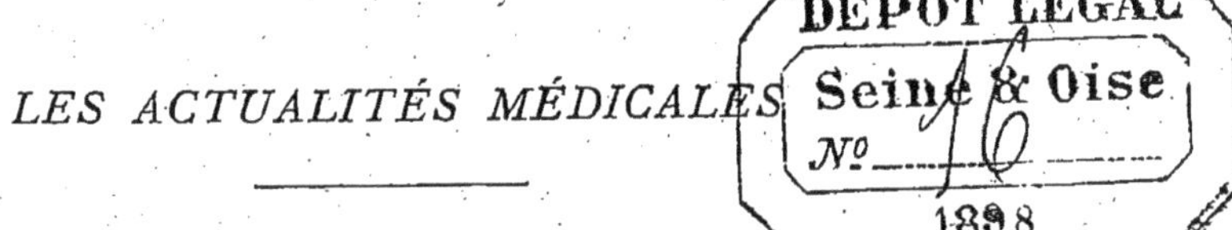

LES ACTUALITÉS MÉDICALES

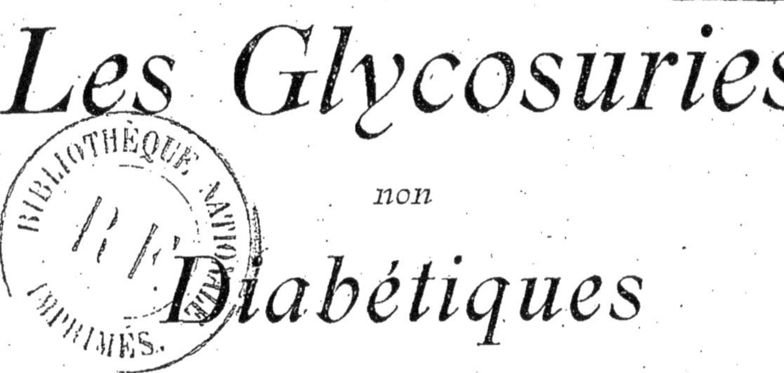

Les Glycosuries
non
Diabétiques

PAR

GERMAIN ROQUE
P OFESSEUR AGRÉGÉ A LA FACULTÉ DE MÉDECINE
MÉDECIN DES HÔPITAUX DE LYON

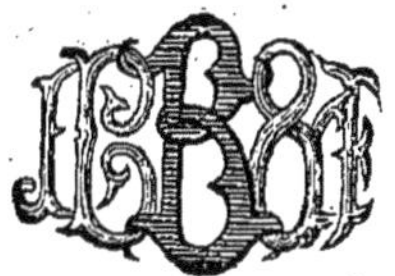

PARIS
LIBRAIRIE J.-B. BAILLIÈRE ET FILS
19, RUE HAUTEFEUILLE, 19

1899

LES

GLYCOSURIES NON DIABÉTIQUES

CONSIDÉRATIONS GÉNÉRALES

Le diabète sucré constitue une entité clinique qui comporte des symptômes multiples : glycosurie, polyurie, polydipsie, polyphagie; une évolution spéciale aboutissant fatalement à la déchéance organique au bout d'un temps plus ou moins long et des complications bien définies. On connaissait le diabète avant de connaître la glycosurie, et on a étudié récemment une série de *diabètes sans glycosurie*. On sait même que nombre de diabétiques ayant eu longtemps du sucre cessent d'en avoir au moment même où leur maladie s'aggrave et menace de se terminer par une issue fatale. Et pourtant, depuis que Th. Willis a donné la présence du sucre dans l'urine comme caractéristique du diabète sucré, nombre d'auteurs, avec Seegen, ont confondu le diabète et la glycosurie.

Brucke avait cependant observé la *glycosurie physiologique*. Depuis, le fait a été mis hors de doute par les recherches de Bence Jones, Iwanoff, Meissner et Babo, Pavy, Abelous, Worms-Muller, A. Gautier, etc.

La présence du glucose dans l'urine normale ne peut plus être contestée.

On peut extraire de l'urine d'un homme sain une substance qui a les propriétés réductrices du glucose (Brucke), qui est dextrogyre (Bence Jones), fermentescible (Abelous), qui fournit le furfurol sous l'influence de l'acide sulfurique concentré (Udranszky), qui précipite par le chlorure de benzoïle (Baum, Widenski) et le chlorhydrate de phénylhydrazine (Schilder).

Enfin Moritz a pu préparer avec cette substance une glucosazone, caractérisée par son aspect, sa forme cristalline et son point de fusion à 204-205°.

La glycosurie urinaire est donc un fait constant et le filtre rénal n'est pas une barrière infranchissable à l'état normal pour le sucre contenu dans le sang.

Hâtons-nous d'ajouter que cette glycosurie normale est beaucoup trop faible pour être constatée par les réactifs ordinaires. Il n'en est pas moins vrai que la glycosurie constatable n'est pas un phénomène morbide, mais la simple exagération d'un fait physiologique. On est loin aujourd'hui des chiffres de Duhomme, qui croyait à l'existence constante de 4 ou 5 grammes de sucre dans l'urine normale de vingt-quatre heures. Gaube, qui donne des chiffres variant de 1 gramme à 70 centigrammes, est déjà plus près de la vérité.

Quinquaud a des dosages plus exacts encore, qui le conduisent à une proportion variant de 20 à 50 centigrammes.

Ces erreurs dosimétriques se comprennent aisément, si on songe que le réactif habituel, la liqueur cupro-potassique, ne réduit pas que le glucose. On connaissait déjà la fausse réaction que donnent les urates et on savait éviter l'erreur, soit en faisant la contre-épreuve avec la potasse, soit en mélangeant l'urine et la liqueur de Fehling à une température inférieure à l'ébullition, entre 60 et 70° ; mais les recherches de laboratoire ont multiplié la liste des corps réducteurs vis-à-vis de la liqueur de Fehling et les expérimentateurs ont pu être trompés par ces pseudo-réactions, d'autant mieux que nombre de ces substances réductrices donnent des déviations de même sens avec la lumière polarisée.

En réalité, dans la glycosurie physiologique, le

sucre urinaire est en proportion trop faible pour être décelé par la liqueur cupro-potassique ; il faut des réactifs plus délicats, et c'est précisément ce qui fait la valeur clinique de la recherche des sucres urinaires telle que nous la pratiquons usuellement. Elle ne nous donne que la *glycosurie exagérée, pathologique*, et laisse inaperçue la *glycosurie physiologique*, qui n'intéresse pas le clinicien.

On estime que le sucre urinaire est en proportion morbide, qu'il constitue par son excès un fait chimico-pathologique, quand il arrive à 50 centigrammes par litre. Dirons-nous que toutes les fois que cette proportion est atteinte, dès que les urines contiennent 50 centigrammes de glucose décelables par la liqueur de Fehling, il y a diabète sucré.

Ce serait absurde, et personne n'a jamais été aussi loin. Il y a des processus pathologiques absolument semblables à l'expérimentation physiologique qui créent brusquement une glycosurie qui cède en quelques heures : telle la glycosurie de l'accès paludéen, de l'accès d'épilepsie, de la hernie étranglée, de l'attaque de choléra. Telle encore la glycosurie consécutive à l'anesthésie ou à l'asphyxie : telles les glycosuries toxiques du curare, de l'oxyde de carbone, de la phlorizine, du nitrate d'urane, du nitrobenzol, etc., dont la liste va tous les jours en s'accroissant ! Dans tous ces cas, c'est sous l'influence d'un état morbide aigu et bien défini qu'apparaît la glycosurie pour disparaître avec lui. C'est une glycosurie analogue à celle que le physiologiste peut réaliser par tant de procédés divers, qu'il provoque et arrête à volonté.

Mais il y a des glycosuries plus importantes et plus durables qui peuvent prêter au doute et à la confusion.

Ceux qui font de la glycosurie le trait dominant du diabète sucré vous disent qu'il s'agit alors de diabètes intermittents, de diabètes abortifs, de diabètes métastatiques, du diabète décipiens.

Ceux qui savent que la glycosurie urinaire est un fait normal et qui ne croient pas que la simple exagération, même durable, même permanente, de ce symptôme suffise à créer le diabète, s'attachent à montrer la différence qui sépare ces glycosuries du diabète. La découverte du sucre urinaire est le plus souvent fortuite : il n'y a rien qui l'annonce ni la fasse prévoir : pas de polyurie, pas de polydipsie, pas de polyphagie, pas d'autophagie, pas d'altération de la santé générale autre que celle que tient sous sa dépendance l'état morbide ou diathésique qui a engendré cette exagération pathologique de la glycosurie normale. Chez de tels malades le sucre urinaire n'a pas d'importance par lui-même. Il n'en a qu'indirectement et du fait de l'état morbide qui a provoqué son apparition et qui assure sa persistance. Il disparaît avec la plus grande facilité, soit sous l'influence du traitement, soit spontanément au fur et à mesure que se modifie la maladie qui a provoqué son apparition.

Entre le diabète sucré et la glycosurie même durable, il n'y a en réalité, suivant la remarque de Lecorché, que l'élimination du sucre par les urines qui soit commune aux deux maladies.

Et pourtant nombre d'auteurs se refusent à accepter ces distinctions. Il croient qu'en dehors des glycosuries tout à fait transitoires et éphémères, analogues des glycosuries expérimentales du physiologiste, toute glycosurie qui dure est un diabète. Ils soutiennent qu'il faut en revenir des idées qu'on avait sur le pronostic toujours grave du diabète sucré. Il y a des formes graves, mais il y a des formes bénignes qui guérissent en quelques semaines. Le processus pathogénique est le même dans le diabète et la glycosurie, et les symptômes qui font défaut (polyurie, polydipsie, polyphagie) apparaîtraient si la glycosurie était plus forte ou plus durable, puisqu'ils sont des effets directs de l'élimination du sucre. C'est évidemment faux, puisque tous les symptômes du diabète peuvent exister sans glycosurie : mais ce raisonnement, malgré son inexactitude, compte encore des adeptes. Bouchardat n'a-t-il pas déclaré que la polyurie était une conséquence directe de la glycosurie, le sucre, pour s'éliminer, exigeant un équivalent d'eau, et la polyurie augmentant fatalement avec la glycosurie.

La polydipsie serait de même la résultante d'une partie des déperditions aqueuses de l'organisme, et ainsi tout s'enchaînerait dans la symptomatologie du diabète où tout résulterait de la présence anormale du sucre urinaire.

Si tous ces symptômes n'existent pas dès que la glycosurie se montre, c'est qu'ils sont fonction du taux de cette glycosurie et que la glycosurie faible, ce qu'ils appellent les *diabètes bénins*, est insuffisante pour les provoquer.

En somme, pour eux, l'*entité morbide du diabète*, telle qu'on la concevait, disparaît, et la glycosurie absorbe tout. C'est la constatation du sucre urinaire qui constitue toute la maladie durable ou passagère, grave ou bénigne suivant la persistance du sucre et son abondance.

Des discussions analogues se sont élevées à propos des *albuminuries*. On voulait en faire l'indice constant d'une lésion rénale, le synonyme d'une néphrite. La vérité s'est imposée et les albuminuries dyscrasiques ou mécaniques en dehors de toute altération du rein ne sont plus discutables.

Dans le *diabète* et la *glycosurie*, la question est plus complexe et plus difficile à élucider. Le diabète n'a pas de caractéristique anatomo-pathologique, pas de lésion organique qui assure son individualité.

C'est un syndrome clinique, d'étiologie et de pathogénie variables, qu'il importe de conserver pour rapprocher les uns des autres toute une série de malades, prévoir et pronostiquer leur avenir.

Or, quand on dit diabète sucré, on n'éveille pas dans l'esprit la pensée d'une simple glycosurie passagère sans symptomatologie spéciale, sans durée ni sans conséquence pour l'état général; on fait songer au contraire à une maladie constituée par de la glycosurie urinaire, avec polyurie, polydipsie, polyphagie et autophagie, compromettant gravement les diverses fonctions de l'organisme et l'acheminant à une déchéance graduelle et progressive.

Nous restons donc convaincu de l'existence et de l'autonomie du diabète sucré : nous le croyons distinct des glycosuries autant que la polyurie simple peut l'être du diabète insipide, et nous nous proposons dans cette étude de séparer et d'individualiser les glycosuries qui ont pu, à un examen superficiel, prendre le *masque diabétique*.

Nous nous bornerons ainsi à faire l'histoire de ces cas très fréquents, ainsi que l'indique Frerichs, où le sucre se montre dans l'urine en petite quantité, de façon plus ou moins durable, souvent passagère, sans développement de troubles notables de la nutrition ou comme symptôme d'une maladie bien définie.

Nous dirons qu'il s'agit alors de *glycosurie* et nous réserverons le nom de *diabète* ou *melliturie* pour les cas où il y a excrétion simultanée d'une quantité plus ou moins considérable d'urine, d'une forte proportion de sucre, ainsi que d'autres produits de combustion résultant de l'accélération morbide des échanges nutritifs, forme où surviennent tôt ou tard les signes d'une déchéance générale de l'organisme avec ses conséquences.

Nous éliminerons tous les cas où l'apparition du sucre urinaire est trop rapide et trop fugace pour pouvoir simuler le diabète. Ce n'est pas une revue générale que nous nous proposons d'écrire, mais un chapitre de diagnostic clinique. Il faut que la glycosurie ait un certain degré de persistance et d'importance pour qu'on puisse la confondre avec le diabète.

Toutes ces *glycosuries durables* ont un caractère commun qui servira à les classer. Elles ne sont pas spontanées, elles sont *secondaires* et *symptomatiques*.

C'est en recherchant les facteurs étiologiques qui commandent la glycosurie que nous avons été amené à distinguer surtout les quatre variétés suivantes, que nous étudierons successivement :

1° Glycosurie intermittente des arthritiques ;
2° Glycosuries digestives ;
3° Glycosuries nerveuses ;
4° Glycosurie puerpérale.

I. — GLYCOSURIE INTERMITTENTE DES ARTHRITIQUES

C'est un auteur anglais, Trotter, qui aurait le premier signalé l'existence de la glycosurie chez les arthritiques, en 1804.

En tout cas, dès 1828, en Allemagne, Stosch, sous le nom de *diabète métastatique*, fit l'étude d'une série de cas où il note l'alternance des manifestations goutteuses et de l'apparition du sucre urinaire.

En 1829, Naumann établit l'existence d'un diabète goutteux secondaire, succédant à des attaques de goutte articulaire.

Puis, avec Mac Grégor, Prout, en Angleterre, Rayer en France, la question s'élargit, et on note les rapports de la glycosurie, non seulement avec la goutte franche, mais avec la lithiase urinaire, la gravelle, la migraine, et les différentes manifestations de ce que Lancereaux devait décrire plus tard sous le nom d'herpétisme.

P. Frank commence à mettre en évidence les caractères spéciaux de cette glycosurie arthritique éminemment bénigne qu'il dénomme *diabète decipiens*.

B. Teissier, en 1877, étudie chez les arthritiques le diabète alternant et commence l'histoire de ces malades chez qui l'albuminurie et la glycosurie se remplacent. J. Teissier et son élève Sallès devaient, en 1892, achever l'exposé de la question.

Bence Jones fut surtout frappé par les alternatives d'apparition et de disparition du sucre urinaire dans le cours de la goutte : d'où l'appellation proposée par lui de diabète intermittent.

La fréquence de ce symptôme glycosurique fut surtout mis en lumière par Seegen, par Charcot et par Marchal (de Calvi). Ce dernier imagina même toute une théorie pour identifier la goutte et le diabète. Il arrivait à résumer son opinion par cet aphorisme : le diabète, c'est la goutte dans le sang.

Depuis, bien des travaux ont paru sur la question. Citons ceux de Réveil, Gallois, Bouchardat et Lecorché en France.

C'est Lecorché qui a le mieux séparé la glycosurie des diabètes, et c'est lui qui a donné une des études d'ensemble les plus complètes sur la glycosurie et les diabètes goutteux.

A l'étranger, la question était reprise par Froriep à ce point de vue spécial de la coexistence de la gravelle avec la glycosurie chez les arthritiques, sous le nom de *glycosurie calculeuse*, et Marsh indiquait une fois de plus l'évolution intermittente de l'affection qu'il appelait un diabète à rechutes.

Duckworth, résumant tous les travaux antérieurs, estime que rien n'est mieux établi en médecine que la dépendance d'une certaine variété de glycosurie par rapport à la goutte.

Gairdner, de même, proclame que la glycosurie, sans tendance à devenir du diabète, est un symptôme concomitant de diverses phases de la goutte.

Lander Brunton signale la fréquence de la glycosurie chez les goutteux, et son existence possible pendant de longues années sans effet appréciable sur l'état général.

Dickinson, enfin, admet qu'il existe une glycosurie d'origine hépatique, légère, transitoire, ne s'accompagnant pas de diurèse, et survenant chez les gros mangeurs, les goutteux et les pléthoriques, chez ceux dont l'urine est chargée d'acide urique et d'urates, dont le foie est surmené.

Seegen, Pavy, puis Lecorché, étudient spécialement la glycosurie chez les obèses, et s'attachent à la différencier du diabète gras.

Martin Solon, Beale, Bouchardat et Lecorché analysent les rapports de l'azoturie et de la glycosurie, et créent un type clinique de glycosurie azoturique dont la différenciation avec le diabète est particulièrement délicate.

Ce court historique suffit pour montrer que les documents abondent sur la question, qui est pourtant restée obscure, à cause de la multiplicité même des faits d'apparence disparate, et à cause de la confusion persistante du diabète et de la glycosurie goutteuse.

Après un examen attentif, nous nous sommes décidé à classer la glycosurie arthritique en quatre chapitres distincts que nous étudierons successivement :

1° *Glycosurie arthritique héréditaire des jeunes sujets.* — Première manifestation de la diathèse, transitoire, éphémère, de pronostic bénin, ne survenant pas spontanément, mais à l'occasion d'un état morbide qui sert de cause adjuvante et déterminante, très importante à différencier du diabète juvénile, dont on connaît l'extrême gravité.

2° *Glycosurie goutteuse.* — Maladie de l'adulte ou du vieillard, comportant l'histoire de ces décharges diabétiques que C. Bernard avait observées dans le cours de la goutte; c'est le diabète décipiens de P. Frank, le diabète intermittent de Bence Jones, le diabète à rechutes de Marsh, la glycosurie goutteuse de Lecorché. Elle peut aboutir dans quelques cas rares au diabète goutteux, mais elle sort alors de notre sujet.

3° L'*azoturie glycosurique* où l'azoturie domine la scène, précède la glycosurie, commande son apparition par son intensité, la laisse disparaître dès qu'elle diminue : la glycosurie n'est qu'un symptôme surajouté à l'azoturie.

4° La *glycosurie des obèses*, véritable glycosurie alimentaire bien différente du diabète gras, qu'on modifie presque instantanément par le régime et l'exercice.

Mais avant d'aborder l'étude détaillée de chacune de ces formes, il convient, pour fixer les idées et éviter les répétitions, de donner les caractères généraux qui permettent d'isoler le groupe de glycosuries arthritiques.

Ces caractères distinctifs seront tirés : 1° de l'examen des urines ; 2° de l'état général.

A. *Examen des urines.* — Si nous faisons abstraction de l'azoturie glycosurique, sur laquelle nous reviendrons, l'urine des glycosuries arthritiques est normale. Sa quantité totale en vingt-quatre heures n'est pas augmentée, et c'est là un caractère capital de différenciation avec le diabète goutteux.

Sa couleur varie de l'ambre clair au jaune paille, elle est limpide et réfracte fortement la lumière. Elle n'a pas de sédiments, mais laisse voir quelquefois des cristaux d'acide urique, ou laisse déposer au fond du vase du sable urinaire ; c'est la gravelle rouge de Lecorché. En dehors de l'acide urique, elle contient souvent de l'acide oxalique, qui peut donner aussi un précipité spécial.

En tous cas, les urines sont très acides, et cette hyperacidité est un caractère primordial.

La densité n'est pas augmentée. Quelquefois même elle est diminuée, s'il y a une légère augmentation de la quantité des urines. C'est encore un signe distinctif de premier ordre avec les urines diabétiques.

Le sucre y est toujours en très faible proportion : 1 gramme jusqu'à 15 ou 20 grammes en moyenne ; aussi ces urines n'ont pas la saveur sucrée, elles ne tachent ni n'empèsent pas le linge, et leur réaction avec la liqueur cupro-potassique n'est pas toujours très nette : le dépôt d'oxydule de cuivre ne se forme qu'incomplètement, l'opacité est imparfaite, et la décoloration jaune n'est pas instantanée et ne se montre qu'après refroidissement.

Cette glycosurie si légère varie d'un jour à l'autre, peut disparaître même complètement pour revenir le lendemain.

En dehors de tout traitement, elle est modifiable par le régime alimentaire et par l'exercice musculaire.

Enfin elle n'existe que le jour et disparaît généralement pendant la nuit : si on a soin de faire uriner le malade avant qu'il ne se couche, on ne devra jamais retrouver de sucre dans les urines du réveil. Le caractère est tellement important que Lecorché n'hésite pas à considérer comme un diabétique vrai tout individu dont les urines matutinales restent sucrées.

L'urée est généralement augmentée comme chez tous les arthritiques, 25 à 30 grammes au moins, les chlorures sont plutôt diminués, les phosphates et les urates suivent une progression parallèle à celle de l'urée.

Enfin on trouve presque toujours de la leucine et de la tyrosine, qu'on ne rencontre guère chez les vrais diabétiques.

L'albuminurie est rare, parfois rétractile; elle est souvent l'indice d'une complication, d'une sclérose rénale coexistante qui s'est créée à la faveur de l'arthritisme et de l'artério-sclérose; quelquefois pourtant il y a de simples albuminuries dyscrasiques, alternant avec de l'azoturie et de l'urobilinurie.

Abandonnées à elles-mêmes, les urines glycosuriques ne fermentent pas, ou du moins difficilement. C'est l'inverse des urines diabétiques.

En supposant donc que la constatation primitive du sucre ait pu faire naître des doutes dans l'esprit, et faire redouter le diabète, un simple examen de la quantité des urines, de leur densité, de leur hyperacidité, un dosage du sucre qu'elles contiennent, l'absence de fermentation, la présence de la leucine, de la tyrosine, et d'autres produits excrémentitiels, suffiront à dissiper toute équivoque et à trancher le diagnostic.

Dans certains cas, pourtant, la chose est moins facile. Dans l'azoturie glycosurique, il y a de la polyurie, jamais très considérable, trois litres, quatre litres au maximum. Il y a un taux beaucoup plus élevé de sucre qui va souvent à 50 et 60 grammes, peut même atteindre, d'après Lecorché, 120 grammes, comme limite extrême; au delà de ce chiffre, c'est du diabète. L'urée atteint des chiffres énormes, de 60 à 80 et 120 grammes. La densité des urines est fatalement augmentée, atteint 1040 à 1045. Si bien qu'en face de ces urines abondantes, denses et très riches en sucre, on reste embarrassé.

Mais dans tous ces cas, c'est l'azoturie qui a été le phénomène primitif, qui a précédé de plusieurs mois la glycosurie. Celle-ci ne se montre qu'au fur et à mesure que le taux de l'urée s'accroît et disparaît dès que ce taux s'abaisse. Elle est essentiellement intermittente, cesse toujours pendant la nuit, et, malgré leur richesse en sucre, les urines n'ont qu'une fermentation insignifiante, très peu développée.

En y regardant de près, même dans ce cas limite, la distinction reste facile.

B. *Symptômes généraux.* — Il y a de même des symptômes généraux qui différencient les glycosuries arthritiques des diabètes goutteux.

En dehors de la polyurie, qui est absente, il n'y a pas de pollakiurie. — L'arthritique urine surtout après ses repas, mais reste très bien la nuit sans uriner, alors que le diabétique a son sommeil troublé par des besoins fréquents, et a une élimination nocturne égale à celle du jour.

Souvent il est gros mangeur, mais il l'était avant l'apparition de la glycosurie, qui reste sans influence sur la variabilité de son appétit.

Il n'a pas de soif vive, et parfois il boit peu, quoique sa langue soit habituellement sèche. Son état général reste excellent — pas d'amaigrissement, pas de perte de force, pas de lassitude. Les fonctions génésiques restent intactes. Les réflexes rotuliens sont normaux. Et rien ne pourrait faire soupçonner, en dehors de l'analyse des urines, la présence du sucre.

Tous les arthritiques sont sujets à des manifestations cutanées diverses : on connaît la série des éruptions herpétiques ; elles apparaissent volontiers dans le cours des glycosuries, mais ne sont pas influencées par elles et guérissent normalement sans complication.

Rosenbach a récemment insisté sur les éruptions de furonculose fréquentes chez les arthritiques. Souvent la glycosurie n'apparaît qu'après le furoncle pour disparaître avec lui. Il n'y a ni prurit ni démangeaisons.

La tension artérielle est généralement élevée ; il y a le plus souvent de l'artério-sclérose ; l'aortite est fréquente, et quand apparaissent les poussées de glycosurie, il peut survenir des accès d'angine de poitrine, dont Huchard a voulu faire des manifestations toxiques.

Il y a surtout cette alternance entre la glycosurie essentiellement fugace, transitoire, et d'autres manifestations arthritiques : les unes ne faisant que passer sans laisser de trace, ce sont la fluxion goutteuse, la colique hépatique ou néphrétique ; d'autres laissant une empreinte plus durable, c'est le rhumatisme chronique, c'est la néphrite interstitielle.

Sans doute, de tels malades peuvent faire du diabète véritable, mais alors ils sont devenus polyuriques, polydipsiques et polyphagiques. Ils ont de l'impuissance physique et de l'apathie intellectuelle. Ils perdent leurs réflexes rotuliens et petit à petit présentent fatalement, un peu plus tôt ou un peu plus tard, suivant les cas, ainsi que le dit Frerichs, les signes d'une déchéance générale de l'organisme avec ses conséquences.

1. — GLYCOSURIE ARTHRITIQUE HÉRÉDITAIRE DES JEUNES SUJETS

Parmi les manifestations héréditaires de l'arthritisme, le diabète a été signalé depuis longtemps, et Charcot avait déjà vu cette alternance dans les familles, comportant :

Un père goutteux ;
Un fils diabétique ;
Un autre fils calculeux ;
Un troisième enfant goutteux.

Chez les descendants de parents arthritiques, les signes de la diathèse peuvent se manifester dès la première enfance.

Nous verrons dans un autre chapitre l'histoire de ces obèses précoces, de douze à vingt ans, chez qui la glycosurie apparaît au cours de l'obésité.

En dehors de cette catégorie, le diabète vrai peut se montrer dans la première jeunesse comme manifestation arthritique héréditaire. C'est une maladie

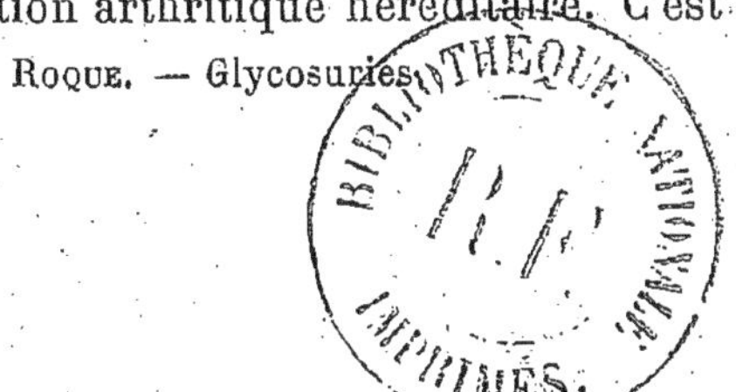

à évolution très rapide, à échéance fatale, de la plus haute gravité, et heureusement rare.

Mais le sucre urinaire peut apparaître chez les fils de goutteux, en dehors du diabète vrai et de l'obésité, et c'est un point qui mérite d'être bien mis en lumière pour savoir en rappeler du pronostic sombre qu'on serait tenté de porter chez les jeunes gens où on aurait constaté de la glycosurie.

Dans tous ces cas où l'arthritisme prédispose à la glycosurie, c'est pourtant toujours à la faveur d'une circonstance adjuvante, d'une maladie intercurrente que cette glycosurie se montre chez les prédisposés.

C'est une glycosurie passagère survenant chez de jeunes arthritiques héréditaires que nous voulons décrire, plutôt qu'une glycosurie vraiment arthritique.

Mais l'état pathologique au cours duquel s'est montré le sucre urinaire n'était capable de produire une telle action que sur un terrain préparé par la diathèse.

L'arthritisme est le facteur essentiel, indispensable à la production du phénomène, mais il ne suffit pas, il faut qu'il s'y ajoute la maladie occasionnelle.

On sait depuis Reynoso et Dechambre qu'il existe une glycosurie pulmonaire, rare dans les affections aiguës du poumon, parce que la fièvre fait disparaître le sucre urinaire, mais qu'on observe quelquefois dans les affections chroniques telles que l'asthme et l'emphysème : Keith-Imray, Corneliani, Jacksch, Bouchardat et Guitard l'ont étudiée. Or, chez les arthritiques, il y a souvent dès la première enfance des bronchites aiguës apyrétiques, survenant par accès, de préférence dans certaines saisons, et revêtant le type asthmatique. Ces bronchites peuvent se prolonger de huit à quinze jours et s'accompagner soit d'albuminurie, soit quelquefois de glycosurie, l'une et l'autre transitoires, et sans aucun rapport avec le mal de Bright ni le diabète sucré. Nous connaissons un enfant actuellement âgé de onze ans, dont le père est goutteux et dont la mère a eu des coliques néphrétiques. Il est sujet à prendre des bronchites asthmatiques, si fréquentes que son entourage a cessé de s'en alarmer : chaque poussée bronchitique évolue en dix ou quinze jours et s'accompagne d'une albuminurie transitoire qui disparaît dans la période intercalaire : or, à deux reprises l'albumine a été remplacée par du sucre.

La glycosurie qu'il nous a été donné d'observer chez cet enfant n'excédait pas 2 grammes, ne comportait aucun symptôme diabétique : elle a disparu en quinze ou dix-huit jours avec les phénomènes dyspnéiques.

De même on a signalé une glycosurie cutanée, et Cheselden, Prout, Gibb, Wagner, Charcot, Vulpian, Philippeaux ont insisté sur ces glycosuries légères de 1gr,50 à 2 grammes, se montrant à l'occasion des poussées furonculeuses pour disparaître avec elles. Rien n'est plus fréquent que de telles poussées furonculeuses chez les jeunes cavaliers au moment de leur incorporation au régiment, et rien de plus rare que la glycosurie. C'est qu'il faut un autre facteur pour relier ces éruptions à l'apparition du sucre urinaire, il faut le facteur diathésique héréditaire. C'est ce que Marchal (de Calvi) exprime en décrivant ces furonculoses avec glycosurie sous l'appellation de *furonculose urique*.

Nous connaissons actuellement un jeune homme de vingt ans, incorporé dans un régiment de dragons, fils de goutteux avérés, dont le service est interrompu par des poussées furonculeuses incessantes, chaque poussée s'accompagnant d'une glycosurie qui dure un ou deux septénaires. Le phénomène, si net chez lui, n'a été noté chez aucun de ses camarades du régiment, où la furonculose est aussi fréquente, mais où font défaut les signes de l'arthritisme héréditaire.

Duckworth aurait vu de même, chez une jeune fille de souche arthritique, la glycosurie sans symptôme diabétique apparaître et disparaître avec une poussée d'eczéma.

Depuis Bordier et Debray, on sait la fréquence des glycosuries transitoires passagères dans la convalescence des maladies aiguës. Chez les jeunes sujets prédisposés par l'hérédité, on a signalé à la suite de l'érysipèle et des fièvres éruptives, à la suite de la diphtérie, des glycosuries passagères, sans conséquence pour la santé générale.

Elles sont peu fréquentes, alors que peu d'enfants échappent à l'une ou l'autre des fièvres éruptives. C'est bien la preuve que c'est à l'occasion de la maladie intercurrente que le sucre apparaît et non pas de son fait exclusif; une telle éventualité ne se réalise que chez les arthritiques, qui, du fait de leur diathèse, sont toujours en imminence de glycosurie.

Ainsi donc, le diabète sucré vrai précoce peut apparaître chez de jeunes sujets en tant que manifestation arthritique héréditaire. En dehors de lui et au même titre, la glycosurie peut se montrer à la faveur de l'obésité, d'une bronchite asthmatique, de la furonculose, de l'eczéma, d'une maladie aiguë intercurrente. Ces glycosuries éphémères des jeunes sujets sont sans gravité, de durée très courte, guérissent avec la maladie au cours de laquelle elles ont apparu et méritent surtout d'être signalées pour éviter que la seule constatation du sucre urinaire chez un sujet dont le développement n'est pas achevé conduise à porter le pronostic irrémédiable du diabète sucré véritable.

2. — GLYCOSURIE GOUTTEUSE DE L'ADULTE ET DU VIEILLARD

La glycosurie goutteuse a été signalée pour la première fois par Mac Gregor et étudiée depuis par Prout, Rayer, Marchal (de Calvi), Réveil, Gallois, Meadland, Bouchardat, Frerichs, Duckworth, Lecorché. C'est de beaucoup la variété la plus fréquente des glycosuries arthritiques.

C. Bernard avait remarqué que la goutte articulaire peut être traversée dans son évolution par des accès passagers de diabète.

Et le caractère intermittent de la glycosurie goutteuse avait inspiré les études de Bence Jones sur le diabète intermittent, et de Marsh sur le diabète à rechute.

Elle alterne souvent avec la goutte ou, à défaut de goutte franche, avec d'autres manifestations de la diathèse arthritique qu'énumère Lancereaux : migraines, névralgies, épistaxis, hémorroïdes, asthme, calvitie, lésions trophiques des ongles, éruptions prurigineuses, lésions articulaires de rhumatisme chronique, artério-sclérose avec toutes ses conséquences. C'est le diabète métastatique de Stosch.

Elle succède souvent à la gravelle urique, ou coïncide avec elle. Prout et Rayer en ont cité des exemples. C'est la glycosurie calculeuse de Froriep : les urines contiennent de façon habituelle un excès d'acide urique, ainsi que l'ont établi les recherches de Venable et Marchal, mais elles peuvent aussi souvent renfermer de l'acide oxalique : Gallois a insisté sur cette forme, et a montré la succession de l'uricémie, de la glycosurie et de l'oxalurie chez une même malade.

Rien ne révèle son apparition. Le diagnostic, ainsi que l'établit Lancereaux, est le plus souvent l'effet du hasard. C'est en examinant les urines qu'on découvre cette glycosurie chez une personne convaincue de l'excellence de sa santé, ne présentant ni polydipsie, ni polyphagie, ni polyurie nettement appréciables. Charcot recommande d'examiner souvent les urines du goutteux si on veut y retrouver du sucre.

Les goutteux, dit Prout, sont longtemps glycosuriques à leur insu, ils ne s'en aperçoivent que quand ils deviennent polyuriques, c'est-à-dire diabétiques.

C'est le diabète décipiens de P. Frank.

Ces glycosuries sont d'ailleurs toujours faibles. Au début surtout, la dose de sucre ne dépasse guère 1gr,50 ou 2 grammes; si on ne sait pas la reconnaître et l'enrayer, ou si quelque mutation arthritique n'amène pas sa disparition spontanée, elle peut s'accroître en persistant et arriver à varier de 8 et 10 à 20 ou 25 grammes par jour.

Elle peut n'être qu'un accident fortuit dans le cours d'une goutte qui suit sa marche habituelle, ou au contraire y apparaître à titre de métastase.

La première forme est la plus insidieuse et seule l'analyse des urines peut la révéler. C'est pendant l'accès de goutte et à son occasion que la glycosurie apparaît pour cesser avec lui.

Mais la règle, c'est l'alternance de la glycosurie avec une autre manifestation arthritique. Tantôt il s'agit d'une glycosurie qui durait depuis deux ou trois mois, et qui cesse brusquement à l'occasion d'une fluxion articulaire, reste guérie pendant un certain laps de temps, reparaît à la suite d'un écart de régime ou d'une émotion vive, pour être remplacée par une colique néphrétique, une décharge de sable urique ou oxalique.

A chaque récidive, pourtant, la glycosurie devient plus persistante, elle peut s'établir définitivement, ne plus cesser : la glycosurie est devenue du diabète. Celui-ci reste bénin, ne comporte qu'une polyurie modérée, une polydipsie peu accusée, souvent peu ou pas de polyphagie. Il reste sujet à des recrudescences, à de brusques écarts dans les dosages du sucre que n'expliquent ni un écart de régime, ni une aggravation de la maladie. Malgré sa bénignité, sa longue durée, sa marche paroxystique, c'est du diabète vrai.

C'est donc le danger de la glycosurie goutteuse que cette transformation possible en diabète gras.

En dehors de cela, c'est un simple symptôme de l'arthritisme et un des moins gênants de la série.

Garrod croit que c'est la présence de l'acide urique dans le sang qui engendre directement la glycosurie : Marchal, Hoffman, Salkowski, Loissier, sont de la même opinion. L'acide urique s'associant aux bases diminue l'alcalescence du sang, ce qui entraîne, suivant les recherches de Miahle, l'affaiblissement des combustions ; le sucre incomplètement brûlé s'accumule dans le sang et apparaît dans les urines.

Duckworth estime que la glycosurie qui survient chez des individus ayant des antécédents héréditaires goutteux ou ayant eu la goutte, doit être considérée comme une goutte viscérale et rapportée à une lésion arthritique du foie ou à une altération neuro-humorale amenant la dilatation passive du système artériel hépatique; et le fait est que c'est surtout quand la goutte passe à l'état chronique, ainsi que l'a remarqué W. Watts, c'est surtout dans les gouttes irrégulières et incomplètes que se montrent les manifestations viscérales et qu'apparaît la glycosurie.

Quoi qu'il en soit de l'explication, le fait de la glycosurie goutteuse est fréquent. La plupart des diabètes gras ont commencé, suivant Galtier-Boissière, par n'être que de simples glycosuries qu'on aurait pu guérir. Or, Seegen estime que 10 p. 100 des diabètes sont d'origine goutteuse et Leçorché donne même la proportion de 15 p. 100. Joignez à ces glycosuries goutteuses prédiabétiques toutes celles qui évoluent silencieusement sans jamais tourner au diabète, disparaissent spontanément, et vous aurez une idée de l'extrême fréquence de la glycosurie intermittente des arthritiques. Elle peut se montrer à tout âge, dans l'un et l'autre sexe : plus fréquente pourtant chez l'homme, elle se rencontre de préférence chez les vieillards, s'y montre sous forme d'accès intermittents et s'accompagne souvent d'autres troubles de l'assimilation : les urines sont azoturiques, ou bien renferment de l'albumine non rétractile ou des pigments biliaires. C'est toujours, en somme, le ralentissement de la nutrition de Bouchard. Les pigments biliaires ne s'assimilent plus et sont résorbés par l'intestin, les albuminoïdes s'assimilent mal, le sucre se brûle incomplètement et tous ces corps se retrouvent dans l'urine.

Notons toutefois, à propos de l'albuminurie qui souvent coexiste avec la glycosurie goutteuse, qu'elle peut être plus durable et de pronostic plus grave, liée alors à l'artério-sclérose dont on sait la fréquence au cours de l'arthritisme.

3. — GLYCOSURIE DES OBÈSES

L'obésité est une maladie de tous les âges et peut se rencontrer chez les jeunes sujets. C'est alors une maladie générale, le plus souvent héréditaire et de haute gravité. Seegen en cite 3 cas chez des jeunes gens de dix-huit ans pesant 204 livres, de vingt ans pesant 203 livres et de vingt-quatre ans avec un poids de 200 livres. Tous trois étaient glycosuriques par intermittence. Une de ces glycosuries se termina par un diabète cachectique à marche rapide. Les deux autres guérirent, et les malades survivaient, n'ayant plus de sucre, vingt ans après. D'une façon générale, la glycosurie des jeunes obèses commande un pronostic plus réservé que celle des adultes et tourne plus aisément au diabète. Lancereaux, qui a vu des obésités plus précoces encore, chez une fillette de onze ans, chez un jeune garçon de treize ans, a noté les antécédents goutteux ou diabétiques de leurs ascendants, et il estime que l'obésité à cet âge commande si sûrement l'apparition du sucre urinaire, que lui, qui n'admet pas la glycosurie arthritique et la décrit sous le nom de diabète gras, considère cette obésité juvénile comme le premier symptôme du diabète, comme sa première phase d'évolution.

Il reconnaît d'ailleurs que la glycosurie qui s'établit est faible, qu'elle peut être intermittente, alternant avec d'autres manifestations herpétiques, que les autres symptômes diabétiques font défaut, que la maladie a généralement une évolution lente et bénigne, sauf les cas où survient brusquement de l'amaigrissement avec cachexie et qui se terminent en quelques mois, le plus souvent par de la phtisie pulmonaire ou du coma diabétique.

La maladie, à cette période de son évolution, n'appartient plus à notre étude. Le glycosurique est devenu diabétique.

La glycosurie des gens obèses est nettement distincte du diabète gras. Elle ne comporte aucun des accidents diabétiques.

Souvent elle est consécutive à l'obésité, ne survient que dans le cours de son évolution, au lieu de la précéder et de l'engendrer comme cela a lieu chez les diabétiques gras.

C'est généralement un accident de l'âge adulte, particulièrement fréquent chez les femmes, au moment de la ménopause.

Frerichs rapporte l'histoire d'une femme de soixante ans ayant eu de longue date des accès de goutte, et qui vit survenir à cinquante ans, à la disparition des règles, un embonpoint considérable avec nombreux lipomes dans la paroi abdominale. Dix ans plus tard, sans motif, elle présente du sucre dans les urines. Cette glycosurie diminue par une première cure à Vichy, puis disparaît complètement à Carlsbad, après quatorze jours de traitement. Elle n'avait jamais dépassé 20 grammes par litre. Elle revint quelque temps après, à la suite d'une émotion, et disparut définitivement à l'occasion d'un accès de goutte franche.

La production de l'obésité au moment de la ménopause chez une arthritique, l'alternance de la glycosurie et de la goutte articulaire sont particulièrement nettes dans cette observation.

Dans le cours d'une obésité confirmée, et sans symptôme révélateur spécial, l'analyse des urines révèle la proportion de 8 à 12 grammes de sucre urinaire. Il n'y a ni polyurie, ni augmentation de la densité. Cette glycosurie est intermittente, se trouve surtout dans les trois ou quatre heures consécutives aux repas, et disparaît complètement pendant la nuit. Elle augmente ou diminue avec la nature de l'alimentation, et cesse en quelques jours par un régime approprié. Mais elle peut réapparaître à l'occasion d'un trouble digestif ou d'un repas trop copieux. Elle peut ainsi se montrer par intermittences pendant plusieurs années, tant que dure l'obésité.

C'est dans ces cas que Duckworth a signalé l'apparition chez les obèses de crise de pseudo-angine de poitrine qu'il met sur le compte de la glycosurie et considère comme étant d'origine toxique. En dehors de cette complication qui pourrait être grave et entraîner des dilatations aiguës du cœur, la glycosurie chez les obèses peut aussi, dans certains cas rares, se transformer en diabète sucré : la polyurie, la polydipsie, la polyphagie apparaissent alors. La glycosurie augmente notablement et devient permanente, le malade maigrit et se cachectise rapidement, l'évolution se fait en dix ou douze mois. Ce n'est pas un diabète gras, mais un diabète maigre éminemment consomptif qui remplace la glycosurie des obèses.

Reste à chercher la cause de cette glycosurie.

Pavy, qui regarde le glycogène comme destiné à former de la graisse à l'état physiologique, croit que cette variété de glycosurie tient à l'impuissance dans laquelle se trouve le foie de transformer en graisse toute la fécule absorbée : c'est la mesure de l'incapacité digestive de l'obèse vis-à-vis des matières amylacées et sucrées.

Lecorché pense que la graisse, en s'accumulant dans le foie, agit mécaniquement pour chasser le glycogène des cellules hépatiques et empêcher son accumulation.

Il invoque d'ailleurs aussi l'insuffisance de combustion chez les obèses.

C'est comme maladie générale par ralentissement de la nutrition que l'obésité peut entraîner la glycosurie, et c'est au même titre, ainsi que l'a montré Bouchard, que la graisse se dépose dans les tissus et que le sucre passe dans les urines.

4. — GLYCOSURIE AZOTURIQUE

On sait les rapports de l'azoturie et de l'arthritisme : ils sont tellement étroits qu'on peut presque dire que tout arthritique est azoturique. Mais quelquefois cette tendance à la désassimilation qu'accuse l'azoturie n'exagère et on arrive à la production d'un état morbide primitif qui constitue l'azoturie avec des éliminations de 50, 60 et 80 grammes d'urée en vingt-quatre heures.

Or, Lecorché a montré que cette azoturie primitive peut, dans nombre de cas, s'accompagner de glycosurie.

Ce n'est souvent, dit cet auteur, qu'au bout d'un certain temps que survient cette complication. Ainsi, il a été à même de constater une azoturie glycosurique chez un malade qui un an auparavant n'avait fourni à Bouchard qu'une observation d'azoturie simple.

Lecorché convient d'ailleurs que cette glycosurie est celle qui, par ses symptômes, se rapproche le plus du diabète sucré proprement dit.

Toutefois, le sucre n'est pas en proportion considérable : on n'en trouve d'ordinaire que 8 à 10 grammes par litre, bien qu'on ait signalé des cas rares où la proportion s'élevait jusqu'à 80 ou 100 grammes par jour.

Comme dans le diabète, on a de la polydipsie, de la polyurie, quelquefois une légère augmentation de l'appétit et un peu d'amaigrissement. Mais Lecorché montre bien que ces manifestations sont étrangères à la glycémie : elles précèdent l'apparition du sucre, et on est étonné d'en constater l'existence, alors que la glycosurie n'existe pas encore ou qu'elle est insignifiante, ainsi que Watts et Venable l'avaient constaté. « C'est donc par la marche qu'elles suivent, par l'indépendance qu'elles affectent relativement à la glycosurie, qu'elles se distinguent surtout des manifestations propres au diabète. »

Elles n'ont d'ailleurs que des ressemblances éloignées avec le diabète sucré. La polyurie reste faible, ne dépasse jamais 3 ou 4 litres en vingt-quatre heures. La soif est peu vive.

Enfin il y a un parallélisme sur lequel insiste Lecorché entre le taux de l'urée et les manifestations énoncées.

Dès que l'urée diminue, la polyurie s'atténue et la soif disparaît.

L'azoturie, qui est toujours très considérable, précède la glycosurie, existe seule pendant des mois ou des semaines. C'est l'inverse dans le diabète sucré où l'azoturie n'est qu'une complication tardive et est toujours secondaire.

Enfin les azoturies qui surviennent chez les arthritiques à la suite de chagrins ou d'émotions morales, de surmenage physique ou intellectuel, dans la convalescence d'une maladie aiguë, à l'occasion d'une grossesse, sont susceptibles de s'améliorer et de rétrocéder, pour récidiver quelquefois.

Or, dès que l'azoturie diminue, la glycosurie disparaît pour se montrer encore si le taux de l'urée s'accroît de nouveau.

C'est que cette glycosurie, dont les relations avec l'azoturie sont si évidentes, est due à une combustion incomplète du sucre formé en quantité normale. Cette combustion incomplète, dit Lecorché, tient évidemment à ce que l'oxygène absorbé est employé par l'économie à transformer en produits excrémentitiels, en urée, les éléments azotés qui résultent de la désassimilation de l'individu.

D'ailleurs, si l'azoturie ne guérit pas, devient un diabète azoturique, la glycosurie restera permanente, et on assistera à la transformation de la maladie qui évoluera comme un diabète sucré azoturique.

II. — GLYCOSURIES DIGESTIVES

L'influence de l'absorption de matériaux sucrés sur l'apparition du sucre urinaire n'avait pas échappé à C. Bernard.

L'illustre physiologiste avait même déterminé les conditions variables de cette glycosurie, suivant les voies d'absorption.

S'agissait-il d'une injection de sucre directement pratiquée dans les veines ou dans le tissu cellulaire, ou les séreuses, l'apparition du sucre urinaire devenait constante dès que la quantité du sucre injecté atteignait le 1/1200 du poids de l'animal soumis à l'expérience, cette glycosurie variant d'ailleurs en proportion directe avec la concentration plus ou moins grande du liquide sucré injecté.

S'agissait-il de l'ingestion directe par le tube digestif de quantités considérables de matières sucrées et amylacées, la glycosurie apparaissait de même : sur un chien de 3 kilogrammes, l'ingestion de 15 grammes de sucre de canne dissous dans 30 grammes d'eau déterminait de façon constante dans les urines la réaction caractéristique avec la liqueur de Fehling : on retrouvait un sucre interverti : glucose et lévulose.

En 1846, Bouchardat et Sandras ont de même démontré l'existence constante d'une glycosurie consécutive à l'alimentation avec de grandes quantités de matières féculentes.

On trouve dans ces premières expériences les éléments de toute une série de glycosuries digestives, celles qui sont consécutives à un régime trop exclusivement sucré ou féculent. C'est l'apport des matériaux sucrés qui est trop considérable, le rôle de barrière exercé par le foie cesse de pouvoir être rempli, le réservoir hépatique déborde et la glycosurie apparaît.

Avant d'entrer dans le détail des modifications que les recherches modernes ont apporté à cette pathogénie de certaines glycosuries digestives, voyons dans les anciens auteurs les autres modes d'apparition du sucre urinaire liés au fonctionnement physiologique ou aux troubles pathologiques de l'appareil digestif.

Déjà C. Bernard avait vu que la ligature de la veine porte provoquait de la glycosurie, dans les périodes digestives, pour peu que l'alimentation eût comporté des quantités même minimes de sucre ou de fécule.

C'est à Colrat et Couturier que revient l'honneur d'avoir mis en évidence les rapports de la glycosurie alimentaire avec la pyléphlébite, les compressions ou les obstructions de la veine porte par un mécanisme quelconque et en particulier par la cirrhose atrophique.

Dans un ordre d'idées analogue, nous citerons les expériences de Schiff sur la grenouille. On sait qu : chez cet animal une partie seulement du sang provenant des organes abdominaux traverse le foie, l'autre va directement au cœur. Or, si on place une ligature sur ces derniers vaisseaux, on provoque une pléthore sanguine du côté du foie, une hypérémie de l'organe, et la glycosurie apparaît.

De même en enlevant la rate, on provoque de la congestion hépatique et l'apparition du sucre urinaire.

A la suite d'une simple compression de l'aorte prolongée pendant cinq ou dix minutes, Schiff provoquait une glycosurie durant plusieurs heures, et, variant ses expériences, pratiquant des ligatures sur les membres, il montrait que tout ralentissement de la circulation provoquait de la congestion du foie et aboutissait à une glycosurie assez durable persistant douze heures au moins.

Ainsi donc, à côté du premier groupe, où l'apport excessif des matériaux sucrés et féculents est seul en jeu, en voici un second où le rôle principal est dévolu aux troubles circulatoires de l'organe créateur du glycogène, aux congestions hépatiques.

Notons qu'en clinique ces troubles circulatoires sont rarement d'origine mécanique ; C. Bernard avait déjà remarqué qu'une série de substances injectées dans la veine porte, ou y pénétrant ultérieurement après ingestion stomacale, avaient la propriété d'augmenter la fonction glycogénique du foie et de provoquer l'hyperglycémie et la glycosurie.

Il avait spécialement signalé le sucre, les féculents et la glycérine, qui n'ont pas une simple action de présence et ne créent pas la glycosurie seulement par leur excès, mais qui ont aussi une action irritative directe sur le parenchyme hépatique et entraînent son hypérémie.

Ainsi donc, dans toute excitation du foie amenant son hypérémie et son hyperfonctionnement, qu'elle soit due à un trouble circulatoire d'origine mécanique, qu'elle soit d'origine toxique, ou peut-être même secondaire à un trouble nerveux, le résultat sera toujours le même, hyperglycémie d'abord, glycosurie ensuite.

On a multiplié depuis la liste de ces substances capables d'irriter le foie, soit qu'elles n'agissent qu'en activant sa circulation, soit que leur action s'exerce sur la cellule hépatique elle-même, et la glycosurie alimentaire est devenue, pour nombre d'auteurs, un des signes primordiaux de l'insuffisance hépatique.

Enfin, parmi les glandes annexes du tube digestif, le foie n'est pas seul en jeu. Le pancréas a un rôle important dans les actes digestifs que les recherches modernes tendent à élucider.

Lancereaux a vu un diabète véritable, diabète maigre et cachectique, consécutif aux lésions du pancréas.

Lépine a donné de ces glycosuries d'origine pancréatique une explication qui, basée sur un grand nombre de travaux, a été combattue par Chauveau, Kaufman et Arthus. Pour le professeur de clinique de Lyon, il y a dans le pancréas un ferment glycolytique chargé de détruire le sucre dans le sang; toute lésion ou destruction du pancréas a donc pour conséquence une insuffisance dans la consommation et la destruction normale du sucre contenu dans le sang, d'où glycosurie.

En dehors des lésions anatomiques du pancréas qui donnent les diabètes vrais, que nous n'avons pas à étudier, il est très probable que de simples troubles fonctionnels pancréatiques peuvent diminuer ou supprimer provisoirement la formation du ferment glycolytique et aboutir à des glycosuries transitoires que nous devrions étudier.

Il ne s'agirait plus alors de glycosuries consécutives à une exagération de la glycogenèse hépatique, par hyperproduction glycogénique, mais d'une glycosurie par défaut de consommation du sucre produit en quantité normale, mais cessant d'être détruit dans le sang.

Pour le faire, il faudrait connaître et pouvoir isoler

la dyspepsie pancréatique. L'on ferait ainsi la part dans les glycosuries dues à des troubles digestifs, de celles qui sont d'origine hépatique et de celles qui sont d'origine pancréatique.

Nous ne possédons pas encore les éléments d'une telle étude. Nous sommes convaincu qu'à côté des diabètes permanents il y a des glycosuries transitoires dues à des troubles fonctionnels du pancréas consécutifs eux-mêmes à des affections gastro-intestinales, mais nous ne connaissons pas assez la participation du pancréas aux gastrites ou entérites pour dégager le type clinique que nous entrevoyons.

Nous bornerons donc notre étude aux deux chapitres primitivement indiqués.

1° *Glycosurie digestive par alimentation sucrée ou féculente excessive*, par excès d'apport ;

2° *Glycosurie consécutive à un hyperfonctionnement du foie*, soit qu'il s'agisse d'une congestion hépatique, soit qu'on doive faire intervenir des résorptions toxiques au niveau des vaisseaux portes, venant secondairement intéresser la cellule hépatique.

1. — GLYCOSURIE DIGESTIVE PAR ALIMENTATION SUCRÉE OU FÉCULENTE EXCESSIVE

Dans les travaux modernes sur la glycosurie alimentaire, toute une série d'auteurs ont adopté les idées de C. Bernard et de Bouchardat. En face d'un apport excessif, le foie ne suffit plus à son rôle. C'est ce que Hoffmeister exprime quand il admet l'existence d'une limite d'assimilation au-dessous de laquelle tout le sucre est utilisé, au delà de laquelle il déborde en quelque sorte l'organisme comme l'eau en excès déborde un vase plein.

Au fond, la question est plus complexe : le sucre ingéré n'est jamais complètement utilisé ; il y a toujours du sucre éliminé, et sa quantité ne croît pas seulement avec la quantité du sucre ingéré, mais le rapport du sucre éliminé au sucre ingéré va aussi en s'accroissant.

C'est pour tenir compte de ces faits que nous avons été conduits avec Linossier à établir l'existence pour chaque sujet d'un coefficient d'utilisation personnel. Ce coefficient est toujours très élevé à l'état de santé : il ne s'est jamais abaissé dans nos expériences au-dessous de 97 p. 100.

Si faibles que soient les quantités de sucre absorbées, il en passe toujours dans l'urine une certaine proportion qui est déterminée par le coefficient d'utilisation. Ce sucre urinaire pourrait être décelé par des procédés analytiques spéciaux ; mais pour qu'on puisse le mettre en évidence avec nos procédés usuels, avec la liqueur cupro-potassique, il faut que sa proportion s'élève suffisamment. Il faut donc que la quantité de sucre ingéré augmente, mais il n'est pas nécessaire que cette augmentation soit aussi considérable qu'on pourrait se l'imaginer, puisque le coefficient d'utilisation diminue au fur et à mesure que s'élève la quantité de sucre ingéré.

Ces conceptions nouvelles ont été admises par les derniers auteurs qui ont écrit sur la question. Naunyn admet les critiques dont est passible la limite d'assimilation telle que la concevait Hoffmeister ; Gilbert et Carnot viennent tout récemment de retrouver la même loi et ont désigné sous le nom de *rapport d'utilisation* ce que nous avions appelé *coefficient d'utilisation*.

En tout cas, dès qu'on a ingéré la dose minima pour laquelle le sucre urinaire peut être décelé dans l'urine par les réactifs usuels, la glycosurie apparaît. Elle ira en augmentant au fur et à mesure que s'accroîtront les écarts de régime, et cela dans une proportion plus considérable qu'on ne pourrait le prévoir *à priori*, puisque le coefficient d'utilisation s'abaisse proportionnellement.

Il y a pourtant lieu de tenir compte d'une série de conditions que Weill le premier a bien mises en évidence.

Pour que la glycosurie alimentaire se produise, il faut :

1° Une absorption normale au niveau de l'intestin ;

2° La persistance de la circulation porte ou un développement suffisant des veines collatérales;

3° La diminution de l'aptitude des tissus à consommer le sucre.

Achard et Castaigne, dans une étude récente, ont mis en lumière l'importance d'un facteur nouveau: la *perméabilité rénale*, dont l'insuffisance retarderait l'apparition de la glycosurie urinaire.

Ainsi donc, dans ce premier groupe, nous n'avons en vue que les glycosuries se produisant chez l'homme sain, à la suite d'ingestion excessive de mets sucrés ou féculents, l'intestin et le rein gardant un fonctionnement normal.

Il est certain que les troubles fonctionnels de la cellule hépatique favorisent l'apparition de cette glycosurie. Elle n'est pourtant pas, d'après nos recherches, l'indice d'une lésion destructive de cette cellule, ainsi qu'on l'avait cru d'abord, mais d'une simple perversion de la fonction glycogénique. Pourtant, si légère que puisse être cette lésion, elle constitue un premier facteur pathologique. Le second est fourni par la variabilité d'aptitude des tissus à fixer le sucre. C'est là sans doute ce qui fait la différence du *coefficient d'utilisation* suivant les individus, et quoique nos recherches ne soient pas encore assez nombreuses pour nous permettre d'affirmer une conclusion, il nous a paru que c'étaient les arthritiques qui avaient le coefficient d'utilisation le plus faible, et qui laissaient le plus aisément passer le sucre dans les urines sans avoir été utilisé par les tissus.

Les glycosuries que nous allons étudier ne sont donc pas l'apanage de la santé parfaite. Elles supposent un trouble fonctionnel de la cellule hépatique et un abaissement du coefficient d'utilisation sous la dépendance probable de l'arthritisme, mais elles supposent par contre un rein intact et une absorption intestinale parfaite. Elles méritent donc bien d'être nettement séparées des glycosuries du deuxième groupe sous la dépendance de troubles digestifs.

Dans l'état de santé parfaite, dit Frerichs, l'absorption de grandes quantités de sucre est sans influence sur la sécrétion urinaire. Même si le sucre est ingéré en proportion considérable, il ne s'en montre aucune trace dans l'urine.

Lehmann avait déjà donné la démonstration de ce fait ; s'étant nourri pendant deux jours exclusivement avec du sucre et de la graisse, il ne put en découvrir aucune trace dans ses urines.

Pourtant, ajoute Frerichs, il y a des exceptions : « J'ai connu des personnes qui s'observaient attentivement et trouvaient de petites quantités de sucre dans leurs urines quand elles avaient consommé en abondance des mets sucrés, rien de semblable ne se produisant avec leur alimentation ordinaire, et leur santé restant d'ailleurs bonne de tous points : deux pharmaciens, par exemple, avaient constaté sur eux-mêmes cette anomalie pendant des années entières, sans voir survenir le diabète qu'ils redoutaient. »

L'existence de la glycosurie alimentaire avait été vue dès 1844 par Budge chez le chien, dès 1850 par Schmidt chez le chat.

C'est en 1853 que Mosler l'observa pour la première fois chez l'homme. Elle a été revue depuis par Schiff en 1859, par Ludwig, Pavy et Vogel.

D'importants mémoires sur la question ont été publiés à l'étranger par Worm-Muller en 1882 et Hoffmeister en 1889 ; plus récemment encore par Naunyn.

En France, Chéron avait déjà commencé cette étude ; nous l'avons reprise en 1895 avec Linossier.

Gilbert et Carnot s'en sont occupés tout récemment.

Voici les principaux faits cliniques qu'on peut relever dans ces divers travaux.

Moritz a trouvé 1 gramme à 2gr,50 p. 1000 de sucre chez des personnes qui avaient fait largement usage pendant une soirée de sucreries, de glace et de champagne : sur onze convives, tous jeunes et bien portants, cinq présentèrent la réaction avec beaucoup de netteté.

Maginelle, dans sa thèse inaugurale, rapporte qu'il

constata le phénomène sur lui-même après une nuit de bal et un souper au champagne.

J. Warren, sur 3521 personnes qui se sont présentées à son examen pour contracter une assurance sur la vie, a trouvé 57 fois de la glycosurie. Dix fois elle fut tout à fait transitoire, semblant sous la dépendance directe du repas précédent.

Auguste Flint a vu des glycosuries éphémères chez des gens qui buvaient beaucoup de vin de Champagne. Kratschner et Strümpell ont accusé la bière; Cantani, le cidre.

A ce propos, on a rappelé que Sauvage avait trouvé déjà il y a cent ans du sucre dans l'urine après l'ingestion de grandes quantités de vin blanc.

On s'est demandé si la glycosurie alimentaire par boissons sucrées et alcooliques ne résultait pas de l'action de l'alcool sur le foie.

Straus a répondu en montrant qu'on ne trouvait pas la glycosurie chez les buveurs d'eau-de-vie. Et nous-mêmes, nous avons démontré, Linossier et moi, que l'addition d'alcool au sucre ingéré ne facilitait pas l'apparition du sucre urinaire.

Naunyn a pensé avec raison que le vin blanc, la bière et le cidre, ont une action favorisante spéciale, en raison de la polyurie qu'ils provoquent et qui favorise l'élimination du sucre.

Worm-Muller et Hoffmeister ont montré qu'à la suite de l'ingestion des aliments sucrés, c'était deux heures après que la glycosurie débutait, qu'elle persistait quatre ou cinq heures, et se produisait plus facilement à jeun. Ces auteurs, comme nous-même, ont insisté sur la différence de cette glycosurie suivant les espèces de sucre ingéré, mais ce sont là des détails expérimentaux qui n'importent pas aux cliniciens.

Le fait saillant que l'expérimentation et l'observation clinique ont mis en vedette, c'est que, chez l'homme sain, l'absorption d'aliments ou de boissons sucrés pouvait provoquer l'apparition du sucre dans l'urine.

Auguste Flint dit avoir vu le même phénomène

après ingestion d'une grosse quantité de pain et de pommes de terre.

Worm-Muller dit au contraire que, seuls, les sucres peuvent produire la melliturie, tandis que les amylacés ne donnent pas le même résultat.

Breul et Mensay sont arrivés, dans le laboratoire de Naunyn, aux mêmes résultats négatifs avec le régime albumineux et de grandes quantités de pain, jusqu'à 1 kilogramme par jour.

Miahle aurait constaté la présence du sucre dans l'urine d'albuminuriques soumis à un régime lacté exclusif. B. Teissier avait fait une observation analogue.

Si maintenant nous supposons ces alimentations anormales longtemps prolongées, nous arrivons à des glycosuries qui restent intermittentes, du moins au début, se montrent exclusivement dans les périodes digestives, mais se répètent quotidiennement.

Au début, il n'y a aucun des phénomènes constitutifs du diabète, ni polyurie, ni polydipsie, ni polyphagie. Les urines glycosuriques restent de quantité et de densité normales, ne fermentent pas plus facilement que des urines normales.

Mais, à la longue, les mêmes excès se répétant, et ces sucreries incessamment absorbées ayant une action irritante directe sur le foie, ainsi que l'a montré C. Bernard, amènent la suractivité des fonctions glycogéniques; le diabète véritable peut en résulter : c'est du moins la théorie de Cantani.

Cet auteur, qui a observé en Italie où les glycosuries sont d'une extrême fréquence, insiste sur les abus qu'on y fait des farineux, des sucreries et de tous les aliments et boissons riches en sucre.

Dans le sud de l'Italie, surtout dans l'île de Malte, où il aurait trouvé que 161 fois sur 168 le diabète est d'origine alimentaire, on ne mange presque jamais de viande : une fois par semaine chez les gens aisés, une fois ou deux par an dans la classe pauvre; par contre, ils consomment comme de véritables gloutons des fécules et des fruits, des sucreries, des gelées douces et des sirops.

Sans admettre, bien entendu, les chiffres de Cantani, qui sont empreints d'une exagération évidente, signalons, après Tholozan, la fréquence extrême de la glycosurie en Perse, où on fait une consommation exagérée de riz, de sorbets sucrés et de confitures.

Christie, de même, à Ceylan, a observé la fréquence du phénomène, car dans ce pays la religion défend l'usage de la viande et l'alimentation est exclusivement composée de saccharose et d'amylacés.

Eichhorst a noté que le sucre urinaire se trouvait souvent chez les divers ouvriers employés dans les raffineries de sucre.

Cantani affirme que les nègres qui travaillent dans les plantations de canne à sucre sont glycosuriques : ils auraient noté eux-mêmes le phénomène, en voyant les mouches accourir vers leurs urines pour en butiner le sucre.

De même, Charcot a signalé à la Trappe l'apparition assez rapide du sucre urinaire chez les novices, à la suite d'un régime exclusivement féculent.

Le diabète est rare en Allemagne et en Autriche, mais il est fréquent en Thuringe où, à l'inverse des contrées voisines, la population s'alimente avec des farineux.

De tels faits pourraient être multipliés. Cette énumération suffira pour mettre hors de doute cette première variété, importante à reconnaître, puisqu'il suffit de modifier le régime pour faire disparaître le sucre, au lieu que sa persistance pourrait engendrer à la longue un diabète véritable avec ses conséquences.

Il y a donc une glycosurie digestive d'origine alimentaire, chez les gens dont l'absorption intestinale se fait normalement.

Inversement, il y a une seconde variété de glycosurie digestive, par perversion des fonctions gastro-intestinales.

2. — GLYCOSURIE PAR TROUBLES DIGESTIFS

L'opinion qui relie certaines glycosuries aux troubles de l'appareil digestif est de date très ancienne.

Sans nous attarder à rechercher dans Arétée ni dans les écrits des premiers médecins les idées émises sur ce sujet, nous signalerons que Rollo avait fait toute une théorie pathogénique du diabéte, envisagé comme une maladie primitive de l'estomac.

Il y avait pour lui suractivité gastrique, avec sécrétion exagérée d'un suc gastrique anomal, devenant capable de transformer en sucre toute la substance amylacée. Ce sucre produit en excès était absorbé dans le sang : *hyperglycémie*, et rejeté par les urines : *glycosurie*.

Bouchardat reprit cette théorie : il admit aussi dans le diabète une maladie primitive de l'estomac, qui se laissait dilater et dont les fonctions s'exagéraient, au point que la transformation des amidons en sucre était si complète et si rapide que l'hyperglycémie et la glycosurie en résultaient fatalement.

Prout considère de même le diabète comme une forme de la dyspepsie, mais pour lui, à l'inverse des auteurs précédents, il s'agit d'un défaut d'activité, d'une paresse digestive, rendant très difficile l'assimilation des matériaux sucrés.

Mac Gregor revient à la suractivité des fonctions gastriques. D'après lui, la soif chez le diabétique serait l'indice des troubles de la digestion stomacale.

Griesinger estime que les troubles de la sécrétion gastrique qui président à l'apparition du diabète sont surtout qualitatifs.

A jeun, l'estomac d'un diabétique renferme un suc capable de transformer l'amidon en sucre, ce qui n'existe pas dans le suc gastrique d'un homme en bonne santé.

C'est à ce ferment particulier qu'il attribue la propriété spéciale aux diabétiques de transformer en sucre les aliments ingérés dans l'estomac ou dans l'intestin.

Les théories modernes ne permettent pas d'admettre les interprétations de Rollo, de Bouchardat, de Prout, ni de Griesinger, mais le fait clinique observé par eux subsiste : la production de diabète ou de glycosurie au cours de dyspepsies gastro-intestinales.

Beau, qui avait été conduit aux mêmes observations, émet déjà une théorie plus juste, puisqu'il admet qu'un estomac malade peut engendrer la glycosurie, à la faveur des altérations du sang résultant du transport de produits digestifs irritants.

Mais il faut arriver à une époque plus moderne, en 1879, pour trouver noté par Leven que les vieilles dyspepsies retentissent sur le foie et entraînent sa congestion.

Poucel, en 1883, estime que, de même que l'alcool, le plomb ou le pus pénétrant par la veine porte arrivent jusqu'au foie et altèrent la composition chimique, la structure et la fonction de la cellule hépatique ; de même les produits altérés d'une digestion défectueuse peuvent pénétrer par la même voie et produire des désordres identiques.

Glénard, enfin, affirme de par la clinique l'existence d'un diabète vrai produit uniquement par une affection du foie d'origine exclusivement digestive.

Sans poursuivre plus loin cet historique, nous sommes dès maintenant en possession des termes principaux du problème. On a constaté l'apparition fréquente de la glycosurie au cours de la dyspepsie gastro-intestinale. On a noté, dans ces mêmes circonstances, la congestion du foie. Enfin, on a admis que cette congestion hépatique était due au transport des produits irritants de ces digestions défectueuses à travers la veine porte, et à leur fixation au niveau de la cellule hépatique.

Bouchard a bien nettement établi que l'organisme est, à l'état normal comme à l'état pathologique, un réceptacle et un laboratoire de poisons.

Les fermentations qui se produisent au niveau de l'estomac et de l'intestin mettent au jour une série de substances toxiques, dont la nocivité augmente à la faveur de l'insuffisance de la motilité de l'estomac, de la stagnation prolongée des ingesta, de la mauvaise qualité de ces ingesta et des mutations digestives perverties ou incomplètes qui se passent dans le tractus intestinal.

Les diverses parties du tube digestif sont solidaires; Lasègue l'avait déjà dit : la pathologie gastrique ne peut pas être isolée de celle de l'intestin, et Bouchard, de même, établit que, l'estomac étant lésé, tout l'intestin est dérangé et tout l'organisme souffre : toute dyspepsie dans ses conséquences, sinon dans son essence, est donc toujours gastro-intestinale.

Or, dans l'estomac et l'intestin, les fermentations anomales se produisant, on peut redouter des accidents toxiques.

1° Ceux-ci pourraient survenir du fait des poisons d'origine alimentaire. On sait les accidents du botulisme consécutifs aux saucisses, aux charcuteries avariées, aux confits d'oie, aux viandes putréfiées.

On sait de même que des alcaloïdes très toxiques peuvent être introduits par les poissons, les crustacés, les huîtres, les escargots, ou bien par les gibiers faisandés, les fromages, le pain moisi, les eaux putrides.

2° L'intoxication peut être le fait des microbes normalement contenus dans la cavité gastro-intestinale.

Leur liste est énorme. Il y a des sarcines, de l'*Oïdium albicans*, des *Leptothrix buccalis*; il y a des levures.

Lesage a trouvé le *Bacillus coli commune.*

Abelous a noté seize espèces différentes, depuis les levures jusqu'aux *B. pyocyanique*, *B. amylobacter*, *B. megatherium*, *B. subtilis.*

Le rôle exact de ces microbes dans les digestions normales est mal connu, mais leur influence semble plutôt favorable.

Pourtant, dans certains cas, Bouchard signale les indigestions constantes que produisent chez certaines personnes tels aliments spéciaux qui ne sont pourtant ni toxiques, ni putrides. Il y a dans ces cas une intolérance spéciale de l'estomac: le suc gastrique n'attaque pas ces aliments; par contre, les microbes s'y mettent et il en résulte toute une série de fermentations anomales nouvelles, éminemment toxiques et dangereuses.

3° Enfin l'acte digestif se fait à la faveur d'une série d'acides successivement mis en liberté. Tous sont toxiques, qu'il s'agisse des acides chlorhydrique, lactique, acétique, butyrique, valérianique, propionique, qu'il s'agisse des acides gras, oléique, palmatique, margarique, stéarique, de l'acide oxalique, ou bien des produits d'oxydation des alcools : les aldéhydes, ou mieux encore des acétones, qui sont les aldéhydes des alcools secondaires. On connaît depuis von Jacksch qui a décrit le coma dyspeptique, depuis Kaulsch et Lorenz, qui ont étudié l'acétonurie et la diacéturie, la gravité des empoisonnements ainsi réalisés.

Notez qu'on trouve encore dans le tube digestif des albumines acides, la syntonine, qu'on y trouve la peptotoxine de Brieger, des produits d'excrétion biliaire éminemment toxiques, l'indol, le scatol, le crésol; notez qu'en dehors des sels de potasse on y rencontre de l'hydrogène carboné, de l'hydrogène sulfuré, et en face de ces innombrables poisons de l'organisme énumérés par Charrin, dans la cavité gastro-intestinale ; vous partagerez l'étonnement de Stich, qui s'émerveillait de voir tant de poisons dans le tube digestif et si peu d'accidents toxiques.

C'est que, pour lutter contre ces causes incessantes d'empoisonnement, nous avons un émonctoire qui assure l'élimination incessante de tous ces produits nocifs, et nous avons un organe de défense chargé de protéger l'organisme contre les poisons, de les emmagasiner, de les retenir et de les modifier. C'est le foie, dont Schiff, le premier, a bien montré le rôle et l'importance primordiale.

Tous les poisons du tube digestif arrivent au foie, le plus souvent par la veine porte, et on connaît le vieil adage : *vena porta, porta malorum*. Mais quand il y a dyscrasie ou infection sanguine, c'est par l'artère hépatique que les toxines gagnent le foie. Elles peuvent même du duodénum atteindre le canal cholédoque et se propager aux voies biliaires.

Mais quelle que soit la voie d'apport, c'est toujours à la cellule hépatique que le poison aboutit, c'est elle qui l'absorbe et l'emmagasine.

Dans certains cas, bien étudiés par J. Teissier et Guinard, à la suite des infections et sous l'influence des toxines microbiennes, il y a nettement une diminution de la glycogenèse hépatique, et la glycosurie alimentaire qui se montre dans ces cas est bien l'indice d'une insuffisance hépatique. La cellule du foie, dans ces circonstances, au lieu d'emmagasiner et de détruire les poisons, peut les renforcer et exalter leur virulence.

Mais le plus souvent la cellule hépatique est aux poisons ce que le globule blanc est aux microorganismes.

Il est vrai qu'à la longue cette place d'honneur devient dangereuse. Le foie ressent assez vite les atteintes des substances nocives dont il préserve l'organisme, il s'hypérémie, se congestionne, et on a le foie dyspeptique de Bouchard, de Boix et de Hanot.

On a le foie en accordéon, que signalent ces auteurs, dont l'augmentation ou la diminution sert de critérium pour apprécier l'état des fermentations digestives.

Les choses peuvent aller plus loin et aboutir à la longue à une sclérose, à une cirrhose véritable ; mais ces faits, qui restent rares, nous intéressent moins d'ailleurs que les précédents, car ce n'est pas à l'état scléreux, mais à l'état congestif que le foie réagira pour donner de la glycosurie.

L'apparition spontanée du sucre urinaire est constatable, dès que la glande hépatique s'hypérémie sous l'influence d'une dyspepsie aiguë ou persistante.

La glycosurie dans les *gros foies des dyspeptiques*, suivant l'expression de Bouchard, qui ne veut rien préjuger de la nature de cette tuméfaction qu'il suppose pourtant congestive, la glycosurie ainsi produite peut s'expliquer de bien des façons.

Les théories proposées peuvent se ramener à

quatre chapitres principaux : l'hypérémie du foie ; l'insuffisance hépatique ; le ralentissement de la nutrition et des combustions ; l'alcoolisme.

1° *Hypérémie du foie.* — C. Bernard avait établi que les perturbations fonctionnelles du foie agissaient dans deux conditions différentes pour donner de la glycosurie.

En premier lieu, sous l'influence de l'hypérémie hépatique, la fonction glycogénique devenait trop active : le sucre fabriqué en excès par le foie en état de suractivité n'était plus intégralement brûlé ; il y avait d'abord hyperglycémie et ensuite glycosurie.

C'est ce mécanisme que Schiff mettait en évidence à son tour dans la série des expériences que nous avons rapportées déjà, où, par des ligatures variées, il provoquait la congestion du foie et voyait lui succéder l'apparition du sucre urinaire.

Roger, dans sa thèse devenue classique, a montré que la fonction glycogénique du foie était intimement liée à son rôle d'arrêt, de barrière vis-à-vis des poisons. Quoi d'étonnant à ce que nous trouvions la glycosurie dans le foie dyspeptique. En face des toxines diverses charriées dans l'intestin, le rôle de défense du foie est exalté à son summum, et parallèlement la fonction glycogénique s'exagère.

Pour ne parler que des acides, dont nous avons vu la profusion dans les fermentations digestives anomales, on a pu s'en servir expérimentalement pour produire la glycosurie. Ce sont les injections veineuses déjà anciennes de Pavy avec l'acide phosphorique, les recherches de Goltz et de Naunyn avec l'acide lactique, celles de Richter avec l'acide chlorhydrique, de Frerichs avec l'acide sulfurique. Les résultats de toutes ces injections sont les mêmes et se traduisent par l'apparition du sucre urinaire.

Ce n'est pas l'espèce d'acide qui importe, d'après Naunyn, mais la quantité résorbée : on a vu dans ces expériences le sang de la veine porte perdre son alcalinité, arriver à présenter la réaction acide. Il y a donc, dans ces cas, action directe de l'acide sur le foie, amenant le trouble des fonctions de la cellule hépatique et la glycosurie.

Dès 1857, Harley, injectant de l'éther ou du chloroforme ou de l'ammoniaque dans la veine porte, produisait à volonté la glycosurie. Là encore il s'agissait d'une action directe des substances injectées, agissant chimiquement sur le premier organe qu'elles rencontrent, sur le foie.

On conçoit donc très bien ce premier mode d'action des poisons intestinaux, tel que l'indiquait C. Bernard, et tel que les recherches modernes l'ont vérifié.

2° *Insuffisance hépatique.* — Mais en second lieu, et inversement, C. Bernard admettait aussi la possibilité d'un autre mécanisme.

Le foie devenait au-dessous de sa tâche dans son rôle de régulateur vis-à-vis du sucre : le sucre charrié dans le tube digestif n'était plus retenu ni transformé par la cellule hépatique, il s'accumulait dans le sang et passait dans les urines.

Deperet, dans une thèse récente, soutient ce mode de production dans la glycosurie digestive.

Pour lui, dans les accidents d'auto-intoxication digestive, il faut se garder de tout attribuer aux fermentations gastro-intestinales, il faut faire une large part aux troubles fonctionnels de la cellule hépatique.

Il ne suffit pas de tenir compte de l'intensité de la production des produits toxiques, il faut envisager aussi l'intégrité et l'activité des organes destructeurs et éliminateurs de ces poisons, le foie et le rein.

Ainsi donc, dans cette théorie, la glycosurie serait d'origine alimentaire et révélerait une insuffisance de la cellule hépatique.

Les recherches cliniques et chimiques ne vérifient guère cette opinion. Cliniquement on observe dans les dyspepsies gastro-intestinales de la glycosurie spontanée, mais on a difficilement la glycosurie alimentaire. Hanot et Boix ne l'ont jamais trouvée dans leurs cirrhoses d'origine gastro-intestinale, et on le conçoit très bien, Weil, Achard et Castaigne ayant insisté sur l'importance de l'intégrité de l'absorption intestinale pour la production du phénomène.

Chimiquement, sous l'influence du ferment inversif de l'intestin, le sucre ingéré subit une transformation en glucose ordinaire et en lévulose, ou mieux en sucre interverti, déviant à gauche la lumière polarisée. On devrait donc, quand il y a glycosurie digestive, retrouver de la lévulose, et cela ne se produit pas.

3° *Ralentissement de la nutrition.* — Faut-il alors admettre avec Bouchard que cette glycosurie digestive relève moins de la perte de la fonction glycogénique du foie que du ralentissement de la nutrition générale et de la diminution des oxydations organiques.

Il s'agirait alors d'un défaut de combustion du sucre, d'un mécanisme analogue à celui des glycosuries par dyspepsie pancréatique que nous n'avons pas abordées.

Il est possible que ces mécanismes divers aient une part dans l'apparition du sucre urinaire, au cours des gastro-entérites, dans ce que Sénator appelle le diabète gastro-entérogène, dans la glycosurie dyspeptique de Marchal (de Calvi), mais le rôle prépondérant, d'après nous, est réservé aux phénomènes d'hypérémie hépatique, de suractivité de la cellule hépatique, dont les fonctions glycogéniques et antitoxiques sont parallèlement exaltées.

4° *Alcoolisme.* — C. Bernard avait vu qu'expérimentalement on peut produire la glycosurie, en faisant pénétrer avec une sonde œsophagienne de l'alcool dans le duodénum.

Le fait que l'alcoolique a fréquemment du sucre dans ses urines est d'observation courante.

Rosenstein a établi que la glycosurie était aisément provoquée par l'ingestion en grande quantité de vin, de vinaigre, de bière de Bavière et de café.

Pfeiffer, qui fut successivement professeur à Munich et à Heidelberg, rapporte que dans cette dernière ville, où son service hospitalier était réduit, il voyait six ou sept glycosuriques chaque année, au lieu qu'à Munich, sur un nombre de malades beaucoup plus considérable, il n'avait observé qu'un seul cas de diabète en six ans, et il attribue cette différence à ce qu'à Munich on boit de la bière peu riche en alcool, tandis qu'à Heidelberg on consomme des vins du Rhin très fortement alcooliques.

Dans la plupart des régimes d'ailleurs imposés aux diabétiques, l'interdiction de l'alcool figure en première ligne.

C'est donc un fait clinique indéniable que la production de la glycosurie sous l'influence des excès alcooliques.

Mais nous ne croyons pas qu'il y ait là un motif suffisant pour faire une classe à part dans la série des glycosuries digestives.

Il n'est nullement prouvé que l'alcool ait une action directe sur la cellule hépatique, et, sans entrer dans le détail de la question, il semble, d'après les recherches de Grandmaison et de Strauss, que c'est par l'intermédiaire des altérations qu'il provoque sur le tube digestif que l'alcool retentit secondairement sur le foie et provoque la glycosurie.

Un simple trouble digestif peut provoquer la congestion hépatique et faire apparaître le sucre urinaire.

Harley, au moment où il faisait ses recherches sur le diabète, avait pris l'habitude de regarder ses urines régulièrement deux fois par jour.

Après l'ingestion d'une salade d'asperges qu'il digérait mal, il trouva la réaction caractéristique du glucose par la liqueur de Fehling.

Le lendemain, il s'astreint à manger de nouveau des asperges, et la glycosurie reparaît pour persister plus longtemps.

Pendant deux jours consécutifs, il reprend des asperges fortement assaisonnées, et le sucre se montre avec une extrême abondance et persiste alors pendant plusieurs jours avec une telle intensité qu'il commençait à craindre que le phénomène fût définitif. Cette expérience a perdu de sa valeur, depuis que Crolas a montré que l'aspergine donnait avec la liqueur de Fehling une réaction analogue à celle du glucose : mais en dehors de l'asperge, tout mets indigeste ou mal digéré peut donner lieu à des observations analogues.

Lecoq, qui était un dyspeptique de vieille date, pouvait à volonté pisser du sucre, en faisant certains écarts alimentaires et en variant son régime.

La dyspepsie acide permettrait le passage du sucre dans l'urine, et Vigier dit avoir trouvé souvent, chez les hyperchlorhydriques, des glycosuries légères variant de 0,10 à 0,50 centigrammes par litre d'urine.

Mais c'est la dilatation de l'estomac qui, par la stagnation des aliments, favorise surtout les fermentations, entraîne la tuméfaction du foie et la glycosurie.

Dans une première série de 389 observations d'ectasie gastrique, Bouchard a reconnu la tuméfaction du foie dans 23 p. 100 des cas. Et il a vu nettement la mobilité de cette tuméfaction : le foie augmente ou diminue au fur et à mesure que les accidents dyspeptiques s'aggravent ou s'améliorent. Quelquefois, il revient à son volume normal, mais, au moindre écart de régime, la récidive est fatale.

Dans une deuxième série plus complète de 665 dilatations stomacales, il a noté le gros foie dyspeptique 240 fois. Et sur ces 240 cas, il a trouvé 13 fois des glycosuries transitoires éphémères, parallèles à la congestion hépatique, et 60 fois des glycosuries persistantes ayant les allures du diabète.

Legendre, de même, dans une communication récente, rapporte avoir observé 61 dilatations de l'estomac, et avoir trouvé 24 gros foies. La glycosurie transitoire a été notée 2 fois. C'est un chiffre trop faible qui reste au-dessous de la vérité.

Tous les médecins ont vu ainsi la glycosurie chez des dyspeptiques dont ils examinaient les urines. Rien ne révélait la possibilité de ce symptôme ni ne mettait sur la voie de sa découverte. Ni polyurie, ni polydipsie. Ce n'est pas du diabète, pas plus que l'albuminurie, beaucoup plus fréquente encore dans ces circonstances, n'est de la néphrite ; c'est un trouble fonctionnel de la cellule hépatique, un signe de suractivité dans la majorité des cas, un symptôme d'insuffisance dans quelques circonstances.

Il n'y a qu'à s'inspirer de la pathogénie exposée,

à traiter la dyspepsie, la dilatation de l'estomac, à faire de l'antisepsie intestinale, pour voir graduellement le gros foie diminuer de volume et la glycosurie disparaître.

Quelquefois, à la suite de ces dyspepsies prolongées ou plus graves, on voit apparaître les accidents du coma dyspeptique, tels que les ont rapportés Jacksch, Bouchard et Bouveret. Il ne m'a pas été donné d'en observer, et je n'ai pas trouvé relaté que son apparition eût été précédée d'une glycosurie digestive dûment constatée.

En tout cas, il nous sera permis de noter avec Bouchard qu'il est symptomatiquement identique au coma diabétique.

Jacksch et Senator l'ont bien décrit : mêmes phénomènes initiaux d'agitation motrice, de jactitation, puis même somnolence graduelle aboutissant au coma. Dyspnée spéciale avec l'inspiration profonde et laborieuse, grands mouvements du larynx et expiration gémissante et haletante qu'indique Bouchard.

Même odeur acétonique de l'haleine, rappelant le chloroforme ; même réaction rouge brun dans les urines avec le perchlorure de fer.

Je n'oserais affirmer l'identité du coma diabétique et du coma dyspeptique. On avouera pourtant qu'après avoir établi l'existence de la glycosurie digestive, il est curieux d'observer, dans les cas extrêmes, les accidents comateux identiques qui terminent le diabète et certaines dyspepsies.

III. — GLYCOSURIES NERVEUSES

C'est C. Bernard, en 1849, qui établit, dans une expérience justement célèbre, que la piqûre du plancher du quatrième ventricule, entre les racines du nerf acoustique et celles du pneumogastrique, fait apparaître le sucre dans l'urine.

Avant lui, l'existence du diabète dans le cours d'affections des centres nerveux avait été notée déjà en 1807 par Grégory, en 1812 par J. Frank, en 1828 par Stosch, en 1878 par Read Clanny, mais on n'avait vu que la coexistence insolite de deux maladies, sans songer à établir entre elles une relation de cause à effet.

Larrey, qui, à cette époque, publia une remarquable observation de diabète traumatique, chercha, pour expliquer la glycosurie, qu'il avait vu survenir, des lésions gastro-intestinales.

Au contraire, à partir de la découverte de C. Bernard, les physiologistes, les cliniciens, les anatomo-pathologistes rivalisèrent de zèle pour apporter des faits confirmatifs, et le doute n'est plus permis aujourd'hui sur l'existence d'une glycosurie directement reliée aux troubles du système nerveux.

Les travaux de Mac Laffont et de Thiroloix donnent un bon résumé des données physiologiques qu'on doit admettre et sur lesquelles reposent les faits cliniques que nous avons seuls en vue et que nous voulons étudier.

La glycosurie nerveuse est en rapport constant avec l'hyperglycémie, et celle-ci pourrait résulter d'un excès de production ou d'une insuffisance de destruction du sucre dans l'organisme; mais il suffit de songer avec Lépine aux succès thérapeutiques que donnent, dans ces cas, l'opium et l'antipyrine qui sont des modérateurs, pour rejeter le second mécanisme, et être assuré que l'augmentation de la fonction glycogénique du foie est la cause unique de l'hyperglycémie et de la glycosurie.

On peut admettre dans le bulbe, sur le plancher du quatrième ventricule, un centre phrénateur pour l'action du foie : toute lésion destructive ou inhibitoire de ce centre se traduira donc par la suractivité de la cellule hépatique.

On sait aussi qu'il y a dans la moelle cervicale supérieure, au niveau des origines de la quatrième paire cervicale, un centre excitateur pour le foie. Toute lésion irritative de ce second centre produira en effet analogue aux lésions destructives du centre précédent.

Le centre phrénateur bulbaire est relié aux cellules hépatiques par des nerfs qui, passant par les quatre premières paires cervicales, vont rejoindre le nerf vertébral et le ganglion cervical inférieur.

Le centre excitateur médullaire est mis en communication avec ces mêmes cellules par des nerfs qui, traversant les racines des cinquième, sixième et septième paires cervicales, arrivent au GS.

Donc, de même qu'il y a un centre d'excitation et un centre de phrénation, il y a un nerf excitateur : c'est le GS, et un nerf phrénateur : c'est le PG.

Le fait qui résulte de toutes ces recherches, dont nous ne donnons que les conclusions, c'est que dans toute glycosurie avec hyperglycémie d'origine nerveuse, il y a toujours une suractivité passagère ou durable des cellules hépatiques, suractivité qui est provoquée par une lésion indirecte ou directe, inhibitoire ou paralytique du centre bulbaire phrénateur.

Ces données physiologiques sont suffisantes pour comprendre les glycosuries produites par Pavy, en enlevant le ganglion cervical supérieur, ou par Eckhard, dans l'ablation du deuxième ganglion cervical et du premier ganglion thoracique, ou celles encore de Klebs et de Munk, dans l'extirpation du ganglion cardiaque.

On comprend de même les résultats identiques qu'ont successivement données, entre les mains de Pavy, la section et l'excitation de la moelle épinière au niveau du plexus brachial, l'excitation du bout central du PG telle que la pratiquaient C. Bernard, Eckhard et Pavy, l'excitation de l'anse de Vieussens par Cyon et Eladoff, ou celle du nerf dépresseur par Filehne.

On conçoit de même qu'on soit arrivé indirectement au même but, en sectionnant le sciatique comme Schiff et Hoffmann, ou en produisant une névrite sciatique expérimentale, comme Niedieck.

Toutes les glycosuries ainsi produites sont essentiellement transitoires et rentrent dans le cadre de notre sujet.

Mais on a voulu aller plus loin et tenir compte du rôle du pancréas, et on y était surtout poussé par la similitude qu'un certain nombre d'observateurs avaient notée entre le diabète pancréatique et certains diabètes nerveux, à cachexie rapide.

Ici les résultats sont encore hypothétiques, et bien que Thiroloix les indique avec certitude, nous ne pouvons que les signaler à titre de curiosité, car s'ils cadrent avec les théories de Chauveau et de Kaufmann sur la pathogénie du diabète pancréatique, ils sont peu d'accord avec la théorie du ferment glycolytique mise au jour par Lépine et brillamment défendue par le maître lyonnais et par Barral.

En tous cas, ceux qui admettent que le pancréas a sur la fonction glycogénique du foie une action phrénatrice, qui s'exerce à la fois par le système nerveux et par la sécrétion interne agissant directement sur la cellule hépatique, placent au bulbe, au niveau du plancher du quatrième ventricule, le centre excito-sécréteur du pancréas.

De telle sorte qu'on en revient toujours à la lésion ou au trouble fonctionnel bulbaire, capable de produire la glycosurie par un double mécanisme, la destruction du centre phrénateur du foie et la destruction du centre excito-sécréteur du pancréas, les deux lésions ajoutant leurs effets pour aboutir à un résultat identique.

Ces données physiologiques étant acquises, nous abordons la partie clinique de la question, et nous nous proposons d'étudier :

1° *La glycosurie dans les affections systématiques du système nerveux* ;

2° *La glycosurie dans les névroses et les psychoses* ;

3° *La glycosurie d'origine traumatique.*

1. — GLYCOSURIE DANS LES AFFECTIONS SYSTÉMATIQUES DU SYSTÈME NERVEUX

La glycosurie a été trouvée dans des affections cérébrales, bulbaires et médullaires.

Glycosurie dans les affections cérébrales. — 1° Parmi les affections cérébrales, nous signalerons la glycosurie au cours de l'*apoplexie cérébrale*, surtout dans les *hémorragies du cerveau*. C'est Leudet, en 1857, qui l'a signalée le premier; depuis, Frerichs en a rapporté 6 cas et Olivier 5 cas avec autopsie.

Loëb considère que la glycosurie survenant après un ictus apoplectiforme est l'indice d'une hémorragie cérébrale très étendue et d'issue rapidement fatale.

Schutz, au contraire, a vu le sucre urinaire dans des hémorragies cérébrales bénignes et curables, si bien qu'un de ces malades a eu à un an de distance deux attaques apoplectiques dont il a guéri, et chacune d'elles avait provoqué une glycosurie durant quelques jours.

On n'est pas d'accord sur la date d'apparition du sucre : elle serait immédiate pour quelques-uns, surviendrait seulement au bout de quelques heures pour d'autres.

En tous cas, c'est toujours une glycosurie légère, ne dépassant pas généralement 8 ou 10 grammes. Schutz a vu pourtant la proportion de 2,9 p. 100 de sucre et Frerichs celle de 4 p. 100. Il y a généralement un peu de polyurie, très modérée, ne dépassant pas 2 litres en vingt-quatre heures. La coexistence de l'albumine est très fréquente, sans être constante.

La persistance du phénomène est très variable : il dure en moyenne six ou huit jours, peut avoir une marche intermittente, et suivre les recrudescences et les rémissions qu'on observe dans certaines hémiplégies.

La durée peut être plus longue. Nous avons actuellement, dans notre service hospitalier, un homme dont l'ictus date de trois mois, qui a une hémorragie cérébrale suivie d'une hémiplégie avec contracture incomplète. Il a présenté dès le premier jour une glycosurie qui n'a jamais dépassé 6 grammes par litre, sans polyurie ni aucun symptôme révélateur du diabète. Le taux du sucre a varié de 6 grammes à 1 gramme, avec des alternatives de recrudescence que rien n'expliquait, ni dans le régime, ni dans l'état général, et actuellement encore cet homme a des traces de sucre indosables, mais donnant une réduction incomplète de la liqueur de Fehling.

Dans les autopsies, on a trouvé des lésions disparates, et Naunyn estime que si, dans beaucoup de cas, le siège de l'hémorragie est noté dans la région bulbo-protubérantielle, « cela tient à ce que ces cas ont excité le zèle des auteurs imbus de la doctrine de C. Bernard et du lieu de la piqûre ».

On ne connaît que le cas de Jacques Meyer où on aurait noté la transformation de la glycosurie en un diabète nerveux permanent.

Le *ramollissement cérébral* a été la cause de diabètes nerveux véritables, mais nous n'avons pu trouver aucune observation de glycosurie, suivie d'autopsie, où il ait pu être incriminé, sauf celles de Murray, d'Andral et de Gull, où le ramollissement siégeait dans la protubérance et avait amené une mort en moins de deux semaines.

La glycosurie transitoire sans symptômes diabétiques autres qu'une polyurie légère, coïncidant le plus souvent avec l'albuminurie et succédant à un ictus apoplectiforme, semble donc l'apanage de l'hémorragie cérébrale.

L'hémorragie protubérantielle et l'inondation du quatrième ventricule peuvent, bien entendu, donner de même le symptôme glycosurique.

2° Les *tumeurs cérébrales* peuvent s'accompagner soit de glycosurie, soit de diabète vrai permanent. On peut penser *à priori* que l'apparition du symptôme est sous la dépendance directe du siège de la néoproduction et les autopsies semblent confirmer cette opinion. Elles ne suffisent pourtant pas à entraîner la conviction de Naunyn, qui fait remarquer qu'on devait publier de préférence ces cas confirmant les données physiologiques, les seuls d'ailleurs où on avait l'idée de rechercher le sucre dans les urines.

Quoi qu'il en soit, les vérifications ont révélé des

tumeurs siégeant de préférence dans le pont de Varole, le cervelet et le bulbe.

Les cas les plus connus de glycosurie transitoire au cours de l'évolution d'une tumeur de ces régions sont dus à Kolisch, Michaël, Westphal, Levrat-Perroton, Borgherini, Savoloff et Mosler.

Eisenlohr a étudié spécialement la glycosurie dans les abcès de l'isthme de l'encéphale.

Et Pierre, dans sa thèse inaugurale, a réuni les cas de tumeurs du quatrième ventricule ayant provoqué l'apparition du sucre urinaire.

Il suffit de se rappeler le trait dominant de l'histoire clinique des tumeurs cérébrales, qui donnent lieu à des phénomènes de décharge symptomatiques des troubles circulatoires et des poussées de méningite, pour concevoir l'intermittence des glycosuries qu'elles provoquent.

C'est leur caractère primordial, et comme aucun symptôme ne révèle leur présence ni leur disparition, il faut pratiquer des analyses d'urine fréquentes pour suivre la marche du phénomène.

3° Il en est de même dans la *paralysie générale* qui, malgré sa marche progressive, comporte des poussées, des ictus apoplectiformes et des rémissions : la glycosurie qui se montre dans son évolution a une marche irrégulière qui coïncide avec les paroxysmes.

Becquerel et Dickinson l'ont signalée les premiers. On est peu d'accord sur sa fréquence. Tandis que Lallier la trouve rarement, Band la note 3 fois sur 30 cas et Strauss 5 fois sur 57 cas, c'est-à-dire dans 10 p. 100 environ des observations.

Naunyn n'a jamais vu que le diabète au cours de la paralysie générale. Il semble pourtant moins fréquent que la glycosurie transitoire sans symptomatologie spéciale.

4° Notons, comme transition entre les maladies du cerveau et de la moelle, la *méningite cérébro-spinale épidémique*, avec l'intéressante observation de Mannkopf. C'est dans le décours de la maladie que la glycosurie apparaît ; elle s'accompagne de polyurie, 3 litres environ, mais ne dépasse pas le taux de 1 p. 100, ce qui représente d'ailleurs une élimination de 25 à 30 grammes par jour. Elle persiste quatre ou cinq semaines, mais disparaît par intervalles sans qu'on puisse accuser aucune modification du régime alimentaire.

Glycosurie dans les affections médullaires et bulbaires. — On l'a surtout étudiée dans la sclérose en plaques et dans le tabès, en faisant remarquer que les cas qui se compliquaient de ce symptôme étaient ceux où on notait la prédominance des phénomènes bulbaires.

1° Dans la *sclérose en plaques* à forme cérébro-spinale, on a étudié des glycosuries transitoires disparaissant sans modification de régime en quinze ou vingt jours, ne s'accompagnant pas de polyurie, comportant des éliminations de 2 à 5 grammes de sucre par litre. Les faits les plus connus ont été réunis par Richardière, Edwards et Thiroloix. Des autopsies publiées, il semble résulter l'existence de plaques de sclérose dans la région bulbo-protubérantielle.

2° Dans le *tabès*, la glycosurie transitoire et intermittente a été signalée par Althaus-Fischer, Souques et Guinon, Eulenbourg et Oppenheim.

On dit généralement que ce sont des tabès à prédominance bulbaire. Naunyn fait observer que l'opinion est purement gratuite, car les constatations anatomiques font défaut.

Sur une centaine d'ataxiques qu'il nous a été donné de suivre dans les hôpitaux généraux ou à l'Hospice d'incurables du Perron, nous n'avons trouvé que deux fois la glycosurie. Une fois chez un ataxique vulgaire, où, sans symptôme révélateur, elle a persisté pendant six mois; une fois de façon plus transitoire, au cours d'un tabès à début céphalique.

Nous avons eu un troisième cas de diabète vrai évoluant avec une ataxie locomotrice, sans qu'un lien pathogénique eût pu relier l'une à l'autre les deux maladies.

3° La glycosurie dans les autres maladies de la

moelle est une rareté et a été surtout peu étudiée.

En faisant méthodiquement la recherche du sucre chez 150 nerveux incurables, nous avons trouvé une glycosurie permanente à taux très faible, oscillant de 2 à 5 grammes au cours d'une *myélite diffuse*, sans escarres.

May a observé un garçon de seize ans atteint de *myélite transverse* qui rendait des urines sucrées contenant à la fois de la lévulose et de la dextrose.

Kunckler et Vogel ont vu la glycosurie dans des *méningo-myélites*, Siebert dans l'*hémorragie rachidienne*, et Baum rapporte cette histoire intéressante d'un jeune enfant, atteint de *mal de Pott* dorso-lombaire, qui fut pris subitement, à la suite d'un mouvement brusque, de collapsus, bientôt suivi de polyurie et d'une glycosurie intense. On fit un redressement de la colonne avec le coussin de May et les phénomènes urinaires disparurent aussitôt. Baum les attribuait à une compression des ganglions solaires.

Dans l'*acromégalie*, la glycosurie est fréquente. Elle a été étudiée par Dallemagne, Hausemann, Kalindero, Marinesco, Pineles et Rolleston. Souvent il s'agit d'un diabète vrai qui peut même comporter, des taux énormes de sucre, de 300 à 600 grammes en vingt-quatre heures, et qui est probablement d'origine pancréatique.

Mais à côté de ces formes graves, Sternberg cite les formes légères et bénignes, où la glycosurie est modérée, ne comporte aucun symptôme diabétique et, après une persistance variable, disparaît spontanément sans traitement spécial. Dallemagne aurait trouvé pour expliquer ces faits des lésions très légères dans l'épendyme du quatrième ventricule.

Maladies des nerfs. — La glycosurie a été observée dans des affections des conducteurs nerveux. On étudia d'abord les nerfs excitateurs et phrénateurs de la fonction glycogénique du foie.

Des tumeurs de nature diverse s'accompagnant de sucre dans les urines ont été vues sur le trajet du PG par Nyman Harley et Henrot, sur le trajet du GS par Lubinoff, Withe, Pavy et Thiroloix.

On a noté aussi la production réflexe de la glycosurie à la suite de névralgies ou de *névrites faciales occipitales et sciatiques*. On a même dit que la glycosurie était fréquente au cours de la sciatique.

Ce qui est fréquent, c'est la sciatique double très rebelle au cours du diabète. Naunyn, Ziemssen et Wurtz déclarent n'avoir jamais pu trouver de sucre dans les urines des personnes atteintes de sciatique ni d'autres névralgies tant qu'elles n'étaient pas diabétiques, et on comprend mal l'affirmation de Baum qui, sur huit sciatiques, aurait trouvé cinq fois du sucre urinaire dans la proportion de 5 à 20 grammes par litre, et celle de Strauss, qui l'aurait noté trois fois sur sept.

Pro, qui a soumis cette question à une revision systématique, n'a jamais pu vérifier le fait, pas même chez les malades soumis à l'élongation du sciatique, ni avant ni après l'opération.

Les expériences faites sur des chiens, irritation mécanique du nerf par la ligature, l'écrasement, la brûlure au fer rouge et aux acides, l'application des courants continus et induits, l'injection dans la gaine du nerf d'acide osmique, de nitrate d'argent, rien, dit Chéron, n'a pu provoquer l'apparition du sucre urinaire.

Frerichs, qui a observé à ce point de vue de nombreux cas de sciatique, a toujours vu des résultats négatifs, sauf dans un cas de compression du nerf sciatique par une cicatrice où il a pu observer la glycosurie au cours des accès douloureux.

Dans la névralgie du trijumeau et dans la névralgie occipitale, Frerichs aurait au contraire observé souvent la glycosurie.

2. — GLYCOSURIE DANS LES NÉVROSES ET LES PSYCHOSES

Névroses. — La glycosurie dans les névroses est d'une pathogénie obscure, à cause des phénomènes toxiques qui tiennent souvent la névrose sous leur dépendance et peuvent seuls suffire à engendrer la glycosurie.

Il faut donc rester réservé au sujet du mode de production du phénomène, mais son existence est fréquente et sa constatation facile.

Si nous envisageons d'abord les deux grandes névroses, l'*hystérie* et l'*épilepsie*, nous trouverons qu'on a noté la glycosurie surtout à la suite des attaques et des attaques répétées en série. Cette glycosurie a toujours été transitoire.

Strauss, sur quarante hystériques, l'aurait constatée quinze fois, et Goolden dit l'avoir observée dans de nombreux cas d'épilepsie; mais Lieverlkind, qui a cherché, sans le trouver, le sucre chez de nombreux épileptiques, dit que Goolden aurait retiré oralement son affirmation devant lui. Lallier a observé deux épileptiques qui présentaient du sucre urinaire, l'un 17 grammes et l'autre 2 grammes.

Michéa a fait des recherches analogues dans deux cas et Bund dans dix-huit cas d'épilepsie, l'un et l'autre sans succès.

Ebstein, dans un travail récent, reprend la question et considère que la glycosurie et l'épilepsie peuvent coïncider chez un même individu; l'une des affections peut être provoquée par l'autre : il s'agit alors le plus souvent d'une glycosurie transitoire survenant après les accès convulsifs; elle peut pourtant être plus durable et persister dans les périodes intercalaires, surtout chez les malades qui prennent beaucoup de crises.

Il estime même qu'il peut survenir chez les diabétiques primitifs une épilepsie par auto-intoxication. Mais le plus souvent, quand les deux affections coexistent, le diabète et l'épilepsie évoluent séparément et ont seulement une cause commune qui est la prédisposition congénitale et familiale.

Goolden aurait vu la glycosurie apparaître au cours de la *chorée* et guérir avec elle. Deamme, de même, aurait trouvé 40 grammes de sucre chez un choréique, avec polyurie et urines de densité 1042.

Tous ces symptômes qui faisaient craindre le diabète auraient disparu avec la danse de Saint-Guy.

Huchard a trouvé du sucre dans les urines dans la proportion de 4 grammes par litre chez un *parkinsonien*. Topinard aurait observé des cas analogues.

Mais c'est dans la *maladie de Basedow* que la glycosurie se rencontre surtout et qu'elle a été le mieux étudiée.

La glycosurie spontanée dans le goitre exophtalmique a été étudiée par Chvostek, Kraus, Ludwig, Marsh, Budd, O'Neill, Lander Brunton, Hartmann, Dumontpallier, Ballet, Revilliod, Cohen, Mannhein, Schmitz, Grube et Nettmann. Ce n'est pourtant pas un des symptômes constants de la maladie.

Quand on la rencontre, elle se présente sous deux formes très différentes : quelquefois, elle est peu abondante, ne dépasse guère 2 à 5 grammes, elle est intermittente, paraît et disparaît d'un jour à l'autre sans motif appréciable ; ce sont les cas de Ballet, Chvostek et Ludwig. Dans d'autres cas, comme celui de Marsh, c'est une glycosurie permanente et massive, avec des urines abondantes et denses. Naunyn croit qu'il s'agit alors de diabète vrai : pourtant il n'y a pas de cachexie diabétique et le sucre peut disparaître.

Même incertitude au point de vue de la date d'apparition. Il est bien certain que le plus souvent la maladie de Basedow a débuté et qu'elle a existé plus ou moins longtemps sans glycosurie, pendant trois ans dans un cas de Hannemann, mais quelquefois Hartmann, Schmidt et Grube ont vu la glycosurie ouvrir la scène et la maladie de Basedow n'apparaître que consécutivement.

On a cherché, à défaut de glycosurie spontanée, la glycosurie alimentaire dans le goitre exophtalmique, et les résultats ont été encore très variables : positifs d'après Kraus et Chvostek, négatifs 16 fois sur 19 pour Strauss.

En tous cas, dans les recherches positives, on peut se demander quel a été le mode de production de la glycosurie. Est-ce une irritation du grand sympathique, ou un simple phénomène toxique.

Les expériences de Falkenberg ont porté sur des chiens auxquels il enlevait la thyroïde : il voyait apparaître le sucre dans les urines 16 fois sur 20, de trois à douze jours après l'opération, et la glycosurie ainsi créée était, suivant les cas, durable ou passagère. L'observation est intéressante et réclamerait que les chirurgiens fissent des recherches analogues sur leurs opérés, mais dans cette ablation thyroïdienne, il est difficile de faire la part des phénomènes toxiques et des lésions du grand sympathique.

D'autre part, Béclère, donnant de la glande thyroïde à un myxœdémateux et lui en ayant fait absorber 92 grammes en onze jours, vit apparaître de la glycosurie. De même, Dale (James), après l'ingestion de tablettes d'extrait thyroïdien, trouva, pendant neuf jours consécutifs, les urines chargées de sucre. Noorden, Sénator confirment le fait. Strauss montre que la thyroïdine a la même action que la glande. Ewald aurait même vu, d'après Naunyn, l'usage prolongé de ces préparations faire éclore un vrai diabète permanent.

Mais à côté de ces quelques cas positifs, on a des cas négatifs plus nombreux, et en recherchant la glycosurie alimentaire après l'ingestion de tablettes de thyroïdine, dont l'usage avait été continué pendant vingt-cinq jours, Strauss ne l'a trouvée que 3 fois sur 15 sujets ; encore s'agissait-il d'alcooliques, prédisposés par conséquent au diabète.

Enfin, même si c'est la thyroïdine qui est la cause de la glycosurie dans la maladie de Basedow, il restera à discuter comment elle produit ce résultat. Est-ce en empêchant la destruction des albumines, comme le veut Magnus Lévy, ou en provoquant une névrite toxique du grand sympathique?

Signalons dans ce même chapitre la fréquence de la glycosurie au cours des accès de *delirium tremens* ; mais en outre de l'alcoolisme, il faut tenir compte du traitement usuel par le chloral, et se rappeler les glycosuries toxiques qu'engendre ce médicament à haute dose.

Nous en dirons autant du *tétanos*. La glycosurie

se rencontre dans son évolution : elle a été notée par Vogel et par Deamme, mais l'un des malades avait non seulement pris du chloral à haute dose, mais avait fait des inhalations de chloroforme. La pathogénie de la glycosurie devient impossible à préciser.

Psychoses. — Naunyn, qui a fait une étude si complète des glycosuries dans les maladies nerveuses, les croit rares dans les *psychoses*. Elles nous paraissent au contraire y être fréquentes.

Les émotions, les chagrins, le surmenage cérébral, tous ces facteurs habituels de la neurasthénie sont capables de provoquer l'apparition du sucre urinaire.

Bouchard raconte l'histoire de cet homme politique, ministre accablé de travail et de soucis, qui devint glycosurique. Le ministère tomba, il prit du repos, et le sucre disparut. Il se reposait à Carlsbad, n'ayant pas de sucre depuis plusieurs semaines, quand, à la suite d'une contrariété, il entra dans une violente colère et le sucre reparut aussitôt.

Parmi les psychoses, ce sont les formes tristes qui provoquent surtout la glycosurie. Dörner, dans sa thèse récente, en réunit 17 observations : 8 ont trait à des mélancoliques, 2 à des hypocondriaques.

Band, sur 175 cas de vésanies, a trouvé 82 fois le sucre dans les urines. Il y a 3 paralytiques généraux, 2 démentes, 1 dément sénile et 6 mélancoliques.

De même, Pierre Marie et Robinson viennent de publier 2 cas de mélancolie avec impuissance génitale, sans phénomène de diabète, mais avec glycosurie légère, lévulosurie.

Corona, qui a vu des faits analogues, note que ces glycosuries liées aux psychoses sont légères et transitoires, mais s'accompagnent souvent d'oxalurie.

Nous n'avons pas été à même d'observer nous-même des cas analogues, mais ces citations suffiront à montrer que la glycosurie dans la neurasthénie à forme cérébrale et dans la mélancolie est loin d'être un fait rare.

3. — GLYCOSURIE TRAUMATIQUE

Les rapports du *traumatisme* et de la *glycosurie* ont été mis en évidence pour la première fois en 1853 par Goolden. Griesinger, sur sa statistique de 225 diabètes, releva 13 fois le traumatisme dans l'étiologie.

Les recherches françaises sont consignées en 1862 dans le travail de Fisher.

Depuis, la question est devenue classique : elle est traitée dans tous les ouvrages sur le diabète, et nous n'aurons à citer que les publications spécialement importantes de Brouardel et Richardière en 1888, les thèses de Mlle Bernstein en 1891 et de Jodry en 1897. En Allemagne, nous mentionnerons le mémoire de Ebstein en 1892 et la thèse de Aster en 1895.

On a voulu faire rentrer dans la glycosurie traumatique les cas où le sucre urinaire se montrait à la suite d'une intervention chirurgicale. Redard a consacré à cette question un travail très documenté, mais nous nous refusons à considérer la glycosurie ainsi produite comme étant en rapport avec le système nerveux. En effet, il s'agit d'une glycosurie immédiate succédant directement à l'opération, très fugace et qui est sous la dépendance de l'anesthésie, ou bien d'une glycosurie plus tardive, plus importante et plus longue, mais qui est en rapport avec des accès fébriles, avec l'érysipèle chirurgical, et surtout, comme Prévost l'avait déjà signalé en 1877, avec des suppurations.

Nous laisserons donc de côté toutes les glycosuries chirurgicales, pour n'étudier que celles qui relèvent du seul traumatisme et de la névrose qu'il engendre, en dehors de toute opération et de toute complication de plaie.

Tous les traumatismes peuvent donner lieu à la glycosurie. Il y a pourtant une prédominance très marquée pour les *traumatismes* qui portent *sur la tête*.

Higgens, sur 212 cas de traumatismes de la tête

observés à Boston City Hospital en treize mois, a trouvé des glycosuries passagères dans 20 cas, soit 9,43 p. 100.

On peut, avec l'auteur américain, répartir ces cas en deux groupes : le premier comprend tous les traumatismes légers avec plaie du cuir chevelu ou dénudation de l'os, il comprend 167 observations sur lesquelles on a noté 10 glycosuries ; le second groupe est celui où on trouve des fractures de la base du crâne ou de la convexité : il correspond à 45 cas de la statistique et renferme également 10 glycosuriques.

On peut donc conclure que dans les traumatismes du crâne la proportion des glycosuries s'accroît très notablement, de un à quatre environ, au fur et à mesure qu'il y a des lésions plus graves.

Les *traumatismes de la colonne vertébrale*, fractures, luxations, ou simplement commotion médullaire, donnent souvent de la glycosurie.

On peut la voir se produire encore après des chutes sur le ventre ayant entraîné des contusions du foie.

Jodry, en réunissant les statistiques de Griesinger, Cantani et Ebstein, a groupé 145 cas de glycosurie traumatique. Le trauma avait porté 72 fois sur la tête, 29 fois sur la colonne et 12 fois sur la région hépatique.

Il y a là des cas mortels avec autopsies, mais les lésions trouvées dans les centres nerveux sont très disparates et ne permettent aucune conclusion. D'ailleurs, dans les cas qui doivent nous occuper, où il y a glycosurie simple sans diabète, la guérison rapide n'est guère compatible avec une lésion du système nerveux, et on ne peut songer qu'à un trouble circulatoire, à une commotion, ou à de l'inhibition.

Jaccoud croit que le traumatisme ne doit être envisagé que comme la cause occasionnelle de la maladie, et que le diabète traumatique ne peut apparaître que chez des sujets prédisposés.

Nous ne croyons pas à cette assertion ; la glycosurie relève directement des perturbations produites sur le système nerveux par le traumatisme. Il est vrai, que le plus souvent, elle est précédée ou accompagnée par les divers symptômes de la névrose traumatique. Mais la névrose elle-même, qu'elle revête la forme de l'hystérie ou de la neurasthénie, ne suppose pas forcément des antécédents ni des prédispositions nerveuses. Elle peut se développer de toute pièce chez des sujets exempts de toute tare névropathique, et dont le système cérébro-spinal serait resté indemne de toute atteinte, sans la brusque commotion qui a troublé son équilibre.

Au point de vue du début, il se fait de façon précoce ou tardive. Dans le premier cas, c'est douze ou quatorze heures après l'accident que le sucre se montre dans les urines. Dans le second cas, c'est souvent dix ou quinze jours, quelquefois un mois plus tard, que, chez un homme atteint de névrose traumatique, le sucre urinaire apparaît. Quelquefois il est précédé par une polyurie simple qui débute immédiatement ou tarde elle-même quelques semaines à s'installer. Très souvent il coïncide avec une albuminurie légère sans lésion rénale destinée à guérir avec la glycosurie.

La quantité du sucre éliminé arrive à être très considérable dans les cas graves où il y a diabète vrai, mais, dans les glycosuries, on a souvent des doses insignifiantes, 1gr,50 à 2 grammes, et on ne dépasse pas 15 ou 20 grammes. La densité des urines n'est pas augmentée : il n'y a pas de polydipsie, ni de la polyphagie, mais de la faiblesse générale, de l'irritabilité, de l'insomnie, des troubles de la vue, une série de symptômes vagues qui tiennent à la névrose autant qu'à la glycosurie, mais qui vous poussent à vérifier les urines.

La glycosurie est éminemment variable d'un jour à l'autre et suivant les heures de la journée, sans être influencée pourtant par le moment du repas ni par le régime alimentaire.

Elle s'atténue très aisément par les opiacés, l'antipyrine, la valériane et les préparations simi laires.

Sa durée varie de quinze jours à deux mois et quelquefois plus, mais elle guérit toujours et ne dégénère pas en diabète : c'est d'emblée que s'établit le diabète traumatique avec ses caractères propres. La glycosurie traumatique persiste quelquefois, mais ne s'aggrave pas.

Dans une série de cas où la réaction du sucre n'était pas trouvée après un traumatisme ayant porté sur la tête ou la colonne vertébrale, Jacksch, Strumpell, Straus ont eu l'idée de rechercher la glycosurie alimentaire, en administrant aux blessés 100 grammes de sucre, deux heures après le repas. L'épreuve a été positive dans 36 p. 100 des cas observés. Naunyn veut y voir l'indice d'une perturbation générale de la nutrition, et estime que cette glycosurie alimentaire doit être d'un pronostic réservé, car les troubles nutritifs qu'elle révèle, en s'exagérant, pourraient donner lieu au diabète. Pour notre part, nous considérons la glycosurie alimentaire comme étant de même ordre que la glycosurie spontanée : l'une et l'autre nous semblent sous la dépendance des commotions ou des lésions du système nerveux cérébro-spinal.

IV. — GLYCOSURIES PUERPÉRALES

En 1855, dans son cours du Collège de France, C. Bernard disait : « Dans un cas, en examinant les urines d'une femme qui avait présenté pendant son accouchement des phénomènes d'éclampsie, en même temps que de l'albumine, j'ai trouvé dans les urines une proportion assez considérable de sucre qui avait tous les caractères du glycose, sauf la fermentation, qui fut très lente.

« La présence du sucre de lait pouvait jusqu'à un certain point s'expliquer, parce que cette femme, nouvellement accouchée, n'allaitait pas son enfant et avait des mamelles distendues.

« C'est le seul cas que j'aie observé. Il serait intéressant de savoir si le sucre de lait, dans ces circonstances, peut se rencontrer souvent dans l'urine. »

Dès l'année suivante, Blot, à l'Académie des sciences répondait à la question posée par l'illustre physiologiste.

Il avait examiné 45 femmes en couches, et il établissait qu'il existe une glycosurie physiologique chez toutes les femmes en couches, chez toutes les nourrices et chez la moitié environ des femmes enceintes.

Le fait est démontré : 1° par la réduction de la liqueur cupro-potassique ; 2° par la coloration brune des solutions alcalines caustiques de potasse ou de chaux ; 3° par la fermentation qui donne d'une part de l'alcool et de l'autre de l'acide carbonique ; 4° par la déviation à droite du plan de polarisation.

Cette espèce de fonction nouvelle paraissait à Blot en rapport direct avec la sécrétion lactée, elle diminuait considérablement d'activité, cessait même complètement, dès que survenait un état morbide, pour reparaître avec le retour de la santé et le rétablissement de la lactation.

Enfin Blot établissait que cette glycosurie physiologique existait non seulement chez la femme, mais chez les femelles des mammifères et en particulier chez la vache 9 fois sur 9.

Toute la question se trouve résumée dans ce premier travail, qui fut d'ailleurs vivement attaqué.

On nia la présence du sucre, et on dit, avec Lecorché, que la réaction avait été donnée par l'acide urique, ou, avec Waderhold, qu'elle était due au mucus des urines des femmes en état de puerpéralité.

Bientôt, des travaux confirmatifs parurent de tous côtés : citons Kircher, qui reconnut la présence du sucre et nota son accroissement dans les urines au fur et à mesure que la sécrétion lactée était entravée.

Brucke affirma que la présence du sucre urinaire chez les nourrices est un phénomène physiologique.

Iwanoff, en 1861, reconnut la réalité du phénomène, mais discuta sa fréquence, que Blot avait exagérée.

Lecoq, pourtant, en 1867, affirme que, tout au moins chez les nourrices, il a trouvé constamment la glycosurie.

Chaillot, en 1869, dans sa thèse inaugurale, déclare que, sur 13 accouchées, il n'aurait trouvé le sucre urinaire que 3 fois au moment de la montée de lait.

Louvet, en 1873, reprend la question et publie une statistique intéressante, dont voici le résumé.

Le sucre urinaire apparaît aux périodes et dans les proportions suivantes :

3 jours après les couches,	sur 7	femmes examinées	5	glycos.
9 —	—	96	—	73	—
15 jours à 1 mois	—	15	—	11	—
1 à 3 mois	—	16	—	8	—
8 à 16 mois	—	19	—	5	—

De Sinety observa la constance du même phénomène chez toutes les femelles des mammifères dès qu'on supprimait la lactation, et il nota aussi la disparition de la glycosurie dès qu'on enlevait les mamelles.

De 1876 à 1881, Gubler, Hempel, Johannowski, Kaltenbach publient des travaux de même signification et constatent tous l'extrême fréquence du sucre urinaire chez les nourrices.

Verneuil et son élève Vacher montrent que la glycosurie est la règle dans les abcès du sein survenant au cours de l'allaitement, et on le conçoit sans peine, puisque la suppuration seule peut provoquer le phénomène.

Lecorché, revenant sur ses premiers travaux, Bouchardat, Gaudard, Halsted-Boyland en France, Sainclair, Fry Marcus et Turner à l'étranger reconnaissent tous la grande fréquence de la glycosurie dans l'état puerpéral, surtout pendant la période de lactation, et séparent nettement ce fait physiologique du diabète, qui peut survenir dans les mêmes circonstances, mais comporte un pronostic et une évolution tout différents.

Cette revue historique suffit à établir la réalité du phénomène que nous voulons décrire. Si nous voulons chercher les périodes de son apparition, nous voyons que Blot le notait chez la moitié des femmes enceintes, mais Kirschen, au contraire, affirmait sa rareté dans le cours de la gestation.

Pendant la grossesse, Miles a vu la glycosurie dans 5 cas sur 20, soit 1 fois sur 4, Louvet 2 fois sur 7 et Trouillard 8 fois sur 92, soit 1 fois sur 11 environ.

Il est remarquable que, le plus souvent, c'est à la fin de la grossesse que le sucre apparaît. Pourtant on a noté sa présence dès le début, et il y a des jeunes femmes qui, à chaque grossesse, dès le premier mois, voient revenir la glycosurie, qui acquiert pour elles l'importance d'un signe de diagnostic. On a dit, sans pouvoir le prouver, que ces glycosuries précoces se montraient chez les femmes où les relations entre les modifications utérines et mammaires étaient spécialement marquées.

Il est certain que c'est après l'accouchement et au début de l'allaitement que la glycosurie a son maximum de fréquence et d'intensité. Blot, qui la trouve dans tous les cas, la croit en rapport direct avec l'abondance de la sécrétion lactée et estime que la richesse en sucre de la sécrétion urinaire peut servir de criterium pour apprécier la valeur d'une nourrice.

Cheron aurait noté que les nouveau-nés nourris par des femmes en couches atteintes de glycosurie augmentaient en général de poids pendant les dix premiers jours (65 p. 100), tandis que, dans ce même laps de temps, les nouveau-nés nourris par des femmes sans glycosurie restaient stationnaires, ou n'augmentaient que rarement de poids (16 p. 100).

Ce que Sinety a bien noté, c'est l'augmentation de la glycosurie toutes les fois que survient un obstacle à l'allaitement, qu'il s'agisse d'une maladie de l'enfant, qui tète moins, ou d'une crevasse ou d'un abcès du sein.

C'est du premier au quatrième jour des suites de couches, au moment de la montée du lait, que la glycosurie est la plus fréquente et la plus abondante : si elle n'est pas absolument constante, ainsi que le voulait Blot, on la trouve pourtant, d'après les recherches de Trouillard, qui datent de 1897, dans 21 cas sur 26, dans plus des quatre cinquièmes des cas.

A partir du dixième jour, la proportion tombe à 16/21 et, d'un mois à quinze mois, arrive à 4/15.

Ces chiffres montrent pourtant la persistance de ce symptôme, puisqu'on peut le retrouver chez une nourrice quinze mois après ses couches.

En tous cas, quand la femme sèvre, dès que la fluxion mammaire a disparu, la glycosurie cesse d'elle-même.

On n'est pas d'accord sur le taux du sucre urinaire. Pour Blot, qui a un peu exagéré tous les chiffres, on aurait, en moyenne, 8 à 12 grammes par litre. C'est beaucoup trop, et une telle abondance devrait inspirer des doutes et faire redouter le diabète.

Marcus aurait vu des cas avec 7 grammes par litre : c'est une rareté.

En réalité, Louvet donne les chiffres exacts de 0gr,50 à 7 grammes par litre, soit en moyenne 1gr,50.

Quelle est la nature du sucre ? Il semble évident à Naunyn que c'est de la lactosurie, et les travaux très précis de Lemaire, qui a recherché le sucre de lait dans l'urine, à l'aide de la méthode basée sur la formation d'éther benzoïlique, ne semblent pas laisser de doute à cet égard. Hoffmeister aurait même pu mettre en évidence dans l'urine des cristaux de sucre de lait, et Kaltenbach serait arrivé à des résultats analogues. Pourtant, de Sinety et Dastre affirment que c'est du glycose, ainsi que l'avait vu C. Bernard, qu'on trouve dans les urines des puerpérales. Mac Caun et Turner professent une opinion mixte : il y a à la fois élimination de lactose et de glycose. Sur 1400 échantillons examinés, ils ont pu établir que la glycosurie existait dans tous les cas à un moment quelconque de la période puerpérale, que son maximum de fréquence était vers le quatrième ou le cinquième jour, qu'on pouvait déceler à la fois du lactose et du glycose, et que la quantité moyenne était de 0,35 p. 100.

Zutrez, qui croit aussi qu'il s'agit d'une lactosurie, note ce fait intéressant que, si on donne du sucre de raisin à une femme en couches, c'est du sucre de lait qui passe dans l'urine : c'est l'analogue de ce que Voit avait observé chez les diabétiques, qui, après l'ingestion de lactose et de lévulose, élimineraient du glycose.

Au point de vue pathogénique, Blot, de Sinety et Tarnier rattachent cette glycosurie à un état graisseux du foie qui surviendrait toujours au cours de la puerpéralité : c'est le foie gras physiologique de la grossesse.

Fauconneau-Dufresne croit à des troubles circulatoires de la glande hépatique, qui subirait une fluxion parallèle à celle de la mamelle.

Lecoq a soutenu que le sang absorbait le sucre au niveau de la glande mammaire et l'éliminait en majeure partie par l'urine, une faible partie seulement pouvant être transformée en glycose.

Schiff met en avant les troubles circulatoires qui se produisent toujours pendant la grossesse et la lactation : leur mode d'action s'explique aisément avec sa théorie du ferment glycogène, qui ne se produit qu'au repos du sang.

C'est la théorie du foie graisseux, des altérations de la cellule hépatique viciant son fonctionnement, qui a les plus grandes chances d'être vraie et qui rend le mieux compte des faits observés.

En tout cas, cette glycosurie n'est pas du diabète, elle s'en différencie par son évolution transitoire, par sa bénignité extrême, c'est un signe de bonne santé chez la nourrice, elle disparaît dès que survient une maladie intercurrente pour reparaître à sa guérison.

Elle ne comporte aucun des symptômes du diabète et ne doit faire redouter aucune de ses complications.

Il n'y a ni polyurie, ni polydipsie, ni polyphagie, et si ces signes apparaissent au cours d'une glycosurie puerpérale, il faudrait modifier son diagnostic et redouter un diabète qui peut éclater pendant la lactation.

Seegen prétend qu'une simple glycosurie puerpérale négligée, se prolongeant, peut aboutir au diabète vrai, et Bouchardat, Marchal de Calvi et

Marcus considèrent comme suspectes les glycosuries qui se répètent souvent chez une femme.

Il est certain que, sans admettre la transformation de la glycosurie en diabète, il y a des cas limites, où le trouble physiologique et la maladie revêtent un masque semblable.

Ce sont ces diabètes bénins intermittents, avec un taux peu élevé de sucre urinaire, qui apparaissent à chaque grossesse, cessent après les couches, et reviennent à la gestation suivante jusqu'à ce qu'ils s'établissent de façon définitive.

V. — DIAGNOSTIC

Nous avons établi aussi nettement que possible l'autonomie des glycosuries non diabétiques, et nous avons essayé d'individualiser une série de groupes distincts.

Il est pourtant juste de convenir que le diagnostic est souvent difficile à porter ; c'est d'ailleurs une règle clinique générale que : entre deux maladies que rapprochent leur étiologie et certains de leurs symptômes, il y a une série de caractères différentiels qui permettent de les distinguer et de les isoler.

Mais à côté des cas types dont la netteté s'impose, il y a des cas limites, qui sont sur la frontière des deux maladies, participent de l'une et de l'autre, et dont le classement devient très délicat.

Les caractères généraux qui imposent le diagnostic de glycosurie non diabétique, sont tirés de l'étiologie, de l'examen des urines, de l'état général du sujet, et de l'évolution de la maladie.

1° *Au point de vue étiologique, toute glycosurie non diabétique est symptomatique.* L'on peut déterminer aisément l'état diathésique ou morbide sous la dépendance duquel apparaît le sucre urinaire.

Chez un arthritique, on voit la glycosurie naître sous l'influence de l'obésité ou de l'azoturie ; on la voit provoquée par une poussée de furonculose ou d'eczéma, par une bronchite asthmatique ou une maladie intercurrente aiguë, on la voit enfin, chez les goutteux francs, alterner avec les poussées articulaires.

Dans la glycosurie digestive, ce sont les écarts de régime, l'alimentation défectueuse dans un cas, ce sont les fermentations gastro-intestinales anormales, dans d'autres circonstances, qui tiennent la glycosurie sous leur dépendance, la provoquent et la laissent disparaître au fur et à mesure de leurs variations. Modifiez le régime, ou faites de l'antisepsie intestinale, et le sucre ne pourra plus être décelé dans l'urine.

Cette relation étroite de cause à effet entre la glycosurie et les troubles nerveux, ou l'état puerpéral, est plus évidente encore.

Il y a là un premier signe de diagnostic. Quand on verra avec évidence, avec une extrême netteté, la cause sous l'influence de laquelle la glycosurie apparaît, il y aura lieu d'espérer qu'on n'aura pas à redouter la maladie générale diabétique, mais qu'il s'agira d'une simple glycosurie symptomatique.

2° *Les urines ont des caractères spéciaux* importants pour le diagnostic, qui le rendent facile dans les cas bien nets, et qui, théoriquement, devraient toujours l'imposer. Leur quantité n'est pas augmentée, leur densité reste normale. Elles sont acides; le sucre y est en très faible proportion, de façon inconstante, se trouve dans le jour, surtout après les repas, ne se retrouve pas dans les urines du sommeil : abandonnées à elles-mêmes, ces urines ne fermentent pas. Elles contiennent, suivant les cas, de l'albumine, de l'acide urique ou oxalique, de l'urée en taux excessif, quelquefois de la leucine ou de la tyrosine ou d'autres produits excrémentitiels. Parfois enfin le sucre urinaire n'est pas du glycose, c'est du lactose. Il semble que les différences sont telles avec les urines diabétiques vraies, que le diagnostic doit s'imposer.

Mais il suffit de se rappeler des glycosuries azoturiques pour voir chacun de ces caractères différentiels perdre sa netteté et s'atténuer.

3° Dans la glycosurie non diabétique, il n'y a, le plus souvent, *aucun symptôme de diabète*, ni polyurie, nette, ni polydipsie, ni polyphagie, ni autophagie, pas de retentissement sur la santé générale, pas d'affaiblissement ni de déchéance organique, pas de changements dans les réflexes. Les maladies intercurrentes fébriles font disparaître transitoirement ou définitivement la glycosurie, mais jamais elles ne se compliquent de son fait : c'est un symptôme surajouté anormal, ce n'est pas une maladie.

Ce n'est pas même un symptôme constant : tout peut l'influencer, il s'efface et reparaît souvent, il est essentiellement intermittent. La glycosurie non diabétique peut persister des années, mais avec des périodes intercalaires fréquentes où le sucre disparaît pendant des mois.

Il semble, quand on énumère la masse de ces signes différentiels avec le diabète, que le diagnostic ne peut pas hésiter, et qu'on reconnaîtra toujours avec facilité une glycosurie non diabétique.

Et pourtant, non seulement aucun des signes énumérés ne suffit, par sa seule constatation, à entraîner la conviction, mais l'ensemble même des symptômes observés peut laisser persister le doute.

Il y a, *chez les arthritiques*, des diabètes légers, sans polyurie, sans polydipsie bien marquée, sans polyphagie, qui ne comportent qu'une élimination de sucre légère compatible avec la conservation d'un bon état général, qui sont sinon franchement intermittents, du moins sujets à des diminutions très grandes et à des recrudescences : ils sont très difficiles à distinguer d'une glycosurie simple. Il faut constater la persistance de sucre dans l'urine du matin, la diminution graduelle du réflexe patellaire, un peu de faiblesse générale, pour arriver au diagnostic, qui souvent sera vérifié par une brusque aggravation transformant ce diabète d'apparence si bénigne, si anodine, et entraînant une cachexie rapide ou des accidents comateux.

Le *diabète alimentaire* se distingue assez aisément de la glycosurie de même cause, mais le diabète digestif de Glénard est si peu net que son existence clinique reste douteuse pour une série de pathologistes, et que souvent, chez de vieux dyspeptiques, on n'a pas seulement soupçonné la présence du sucre urinaire quand éclate le coma dyspeptique.

Sans doute, si on envisage le *diabète nerveux* grave, celui qui a la marche cachectisante, l'allure rapide classique, telle qu'on l'a rapproché du diabète maigre pancréatique de Lancereaux, on ne sera pas tenté de le confondre avec ces glycosuries nerveuses éphémères dont nous avons fait l'histoire. Mais il peut y avoir un diabète nerveux bénin avec une symptomatologie très effacée, qu'on taxerait volontiers de glycosurie simple, jusqu'au jour où, par son aggravation, il laisse voir de façon indéniable sa nature véritable.

La difficulté persiste même pour la *lactosurie des femmes en couches*, qui peut être difficile à séparer de ces diabètes légers qui reviennent à chaque gestation, pour disparaître après chaque couche, mais qui, malgré leur bénignité apparente et leur intermittence réelle, n'en créent pas moins à chaque grossesse un danger véritable, et peuvent finir par un diabète définitif souvent à évolution rapide.

Il est bien entendu que nous ne voulons pas revenir sur l'*existence des types cliniques* que nous avons établis. Nous sommes persuadé qu'il y a un diabète goutteux, un diabète alimentaire ou nerveux, un diabète de la femme grosse, et qu'aucune de ces maladies ne doit être confondue avec les glycosuries arthritiques, digestives, nerveuses, ni puerpérales. Nous sommes convaincu que, dans les cas habituels, l'évidence du diagnostic est telle que les deux espèces morbides apparaîtront comme nettement distinctes, mais nous convenons qu'il y a, au contraire, des diabètes atténués qui se rapprochent de la physionomie des glycosuries simples. Le diagnostic devient malaisé, malgré tous les signes énumérés, et pourtant il est d'une importance capitale, que démontre bien l'évolution ultérieure : toute glycosurie est bénigne et ne demande qu'à guérir. Tout diabète conduit un peu plus tôt, un peu plus tard, à la déchéance totale de l'organisme et à la cachexie. Les glycosuries et les diabètes même atténués ne sont pas de même espèce, n'ont pas la même évolution, ne comportent pas le même pronostic, mais dans certains cas, la symptomatologie les rapproche, rend leur distinction malaisée pour le clinicien.

VI. — PRONOSTIC

Les *glycosuries non diabétiques* sont *essentiellement bénignes*. Elles sont compatibles avec un état général excellent, et, le plus souvent, c'est en examinant les urines de gens qui se croient en parfaite santé, ou qui ne se plaignent que de troubles digestifs ou de malaises nerveux, qu'on arrive à découvrir la présence du sucre, que rien ne permettait de prévoir ni de soupçonner.

On sait combien le diabète, évoluant au cours d'une grossesse, est une complication redoutable menaçante pour la mère et pour l'enfant : rien de semblable pour la glycosurie puerpérale, qui ne trouble ni la gestation, ni l'accouchement, ni l'allaitement, qui serait même l'apanage des bonnes nourrices.

Dans les vieilles dyspepsies, l'apparition du sucre urinaire n'a pas d'autre signification que celle de la congestion hépatique, c'est un signe de la suractivité, sinon de l'altération de la cellule hépatique.

Chez les arthritiques, c'est un incident sans importance, survenu à l'occasion d'une maladie intercurrente, ou un phénomène de métastase plutôt favorable.

La glycosurie n'a jamais compliqué l'évolution ni assombri le pronostic d'une maladie nerveuse.

A l'inverse du diabète véritable, qui rend redoutables les affections pulmonaires, les moindres plaies du tégument cutané, la glycosurie non diabétique n'influe jamais sur l'évolution d'une affection du poumon, elle n'empêche pas la cicatrisation normale des plaies, ne contre-indique aucune intervention chirurgicale, exige à peine pour les pratiquer des précautions antiseptiques spéciales.

Mais il reste un point sombre et qui a donné lieu à des discussions nombreuses et récentes, à l'Académie de médecine, à la Société de médecine interne de Berlin et à la British medical Association.

Une *glycosurie qui se prolonge* pendant des mois ou des années, avec ou sans rémissions, peut-elle, en devenant chronique, *se transformer en diabète sucré?*

Dyce Duckworth et Thomas, en Angleterre, Rumbold, en Allemagne, Lecorché, en France, ne le pensent pas, et croient à l'autonomie absolue de la glycosurie non diabétique.

Il faut pourtant tenir compte des observations telles que celles de Loeb, de Gairdner, de Frerichs, où on voit, au bout de vingt ou trente ans, survenir un diabète sucré à marche rapide, souvent même du coma, chez des gens qui avaient jusque-là supporté sans aucun trouble de leur santé générale des glycosuries de vieille date.

Notre expérience personnelle ne remonte pas à un assez grand nombre d'années pour que nous puissions affirmer quel sera l'avenir des glycosuriques que nous avons observés.

Toutefois, voici quelle est notre opinion sur cette question litigieuse. Nous croyons le symptôme glycosurie complètement distinct de la maladie diabète. Nous ne croyons pas que le symptôme puisse se transformer en maladie ni la glycosurie devenir du diabète sucré.

Mais nous admettons que toutes les causes étiologiques qui peuvent donner des glycosuries transitoires peuvent aussi engendrer le diabète.

Il n'est pas possible de nier l'influence pathogénique de la goutte, de l'alimentation féculente et sucrée, des troubles digestifs, des maladies nerveuses, de la grossesse. Chez de tels prédisposés, rien d'étonnant à ce que la cause qui a engendré la glycosurie puisse à un moment donné créer du diabète.

Ce n'est pas une transformation de la glycosurie, c'est une maladie nouvelle qui, à certains moments, apparaît, créée de toutes pièces par le même facteur étiologique. Ce qui peut faire redouter le diabète chez un glycosurique, ce n'est pas la présence longtemps constatée d'une faible taux de sucre urinaire, c'est le fait qu'il est un goutteux, un nerveux, ou un dyspeptique, et que les goutteux, les nerveux et les dyspeptiques peuvent devenir diabétiques. Il faut penser à la survenance tardive possible du diabète, non pas à cause de la glycosurie, qui ne peut ni s'aggraver ni se transformer, mais à cause de l'état morbide, qui, ayant entraîné de la glycosurie, peut engendrer au même titre toute une série d'autres manifestations pathologiques, parmi lesquelles figure le diabète.

Il convient pourtant de faire quelques réserves pour la *glycosurie* comme pour les *albuminuries*.

Dans la masse des arthritiques, on en voit qui présentent des albuminuries dyscrasiques : qu'il s'agisse de l'albuminurie intermittente cyclique de Pavy et de Teissier ou d'une albuminurie digestive; on en trouve aussi qui font de la sclérose rénale, du rein goutteux; et on ne saurait dire que la néphrite interstitielle constituée est une conséquence du simple trouble fonctionnel que révélait l'albuminurie dyscrasique.

Toutefois on peut se demander si tous les goutteux sont également aptes à faire de l'albuminurie et de la glycosurie, de la néphrite et du diabète.

Peut-être bien, chez certains d'entre eux, existe-t-il un certain degré de faiblesse congénitale du côté du rein ou du foie, une sorte de myopragie rénale ou hépatique qui les prédispose de façon spéciale, soit aux troubles fonctionnels, soit aux lésions véritables de la cellule hépatique ou du glomérule de Malpighi.

Au point de vue de la glycosurie et du diabète, il faut encore ajouter que la présence seule du sucre en excès, l'hyperglycémie, qui toujours précède la glycosurie, est un excitant de la cellule hépatique. C. Bernard avait noté que le sucre, injecté dans la veine porte ou ingéré par l'estomac, n'entraînait pas la glycémie et la glycosurie par sa seule présence, mais qu'il avait une action irritative directe sur le parenchyme hépatique.

Le sucre urinaire est toujours l'indice d'une hyperglycémie, et celle-ci, par sa persistance, a une action fâcheuse sur le foie ; cette influence, en se prolongeant ou s'exagérant, pourrait aboutir à un diabète hépatique.

Mais il est tout à fait exceptionnel que la glycosurie soit portée à un taux suffisant pour qu'on doive redouter une telle éventualité. Nous croyons peu à l'existence d'un diabète hépatique ultérieur d'origine glycosurique, et nous persistons à penser que le diabète survenant chez un glycosurique n'est pas une aggravation du symptôme primitif, mais une entité morbide nouvelle, sous la dépendance de la même cause étiologique.

VII. — TRAITEMENT

Tout glycosurique doit être mis au régime. Il en est du sucre urinaire comme de l'albumine : sa constatation impose des réserves et commande des précautions diététiques.

Mais, de même que, après avoir posé le diagnostic d'albuminurie dyscrasique ou mécanique, on ne soumettra pas le malade à une diète lactée, rigoureuse et méthodique.

De même, la constatation d'une glycosurie non diabétique n'exige pas le régime strict du diabète véritable.

Il faudra éviter les aliments sucrés et féculents dans la glycosurie alimentaire. Il ne faudra pas donner de lait à une nourrice qui fait déjà de la lactosurie.

L'alcool, sous toutes ses formes, semble contre-indiqué dans tous les cas.

Les goutteux glycosuriques n'auront à ajouter au régime commun des arthritiques que l'abstinence de mets sucrés et féculents.

Il faut, en réalité, pour faire disparaître le sucre

urinaire, remonter à l'étiologie, déterminer la cause de son apparition et appliquer un traitement variable suivant chacune des variétés de glycosuries non diabétiques que nous avons établies.

Mais, tout en admettant la bénignité des glycosuries, nous croyons qu'il importe d'abréger leur durée : il ne faut pas garder du sucre dans les urines. Le régime devra donc être institué avec rigueur ; mais heureusement il n'aura pas à être continué longtemps.

1° Traitement des glycosuries arthritiques. — La constatation nette de l'arthritisme, comme facteur pathogénique, fournit des indications spéciales pour le régime et pour le traitement du glycosurique.

Toutes les fois que le sucre urinaire a été mis en évidence, il importe, d'une façon générale, de surveiller l'alimentation pour introduire le moins possible de substances capables de fournir du glycose : or, celui-ci peut provenir directement du sucre ingéré ou de la transformation de l'amidon en glycose.

Traitement diététique. — On interdira le sucre sous toutes les formes dans les apprêts et les boissons. On a proposé de le remplacer par la glycérine, qui offre moins d'inconvénients, mais n'est pas toujours bien tolérée par l'estomac. Les boissons riches en sucre, le champagne, la bière, la limonade sont particulièrement nocives et doivent être prohibées. Les fruits devront être supprimés, et le glycosurique ne pourra user à son dessert que des amandes, des noix ou des noisettes. Tous les fruits n'ont pourtant pas la même teneur en sucre, et, parmi ceux qui sont les moins riches et dont l'usage pourrait à la rigueur être toléré, Mayet cite le melon, la groseille, la framboise et même l'orange : Lépine ajoute la pêche.

On devra, de même, supprimer l'amidon ; sera-ce pour lui substituer le gluten, ainsi que le préconise Bouchardat ?

Le pain et les pâtes alimentaires au gluten ont malheureusement un goût désagréable et ne sont pas toujours bien supportées. On a cherché à remplacer le pain de gluten par le pain de son que quelques-uns préfèrent; on a vanté le pain de gruau; Munz recommande le pain de seigle; Ebstein le pain d'aleurone.

Dans la glycosurie arthritique, il suffit souvent de diminuer la quantité de pain aux repas, de ne permettre que le pain rassis, la croûte seulement, et au besoin le pain grillé.

Les pâtisseries sont formellement interdites, sauf la brioche, qu'on pourra tolérer.

Les pommes de terre ne seront permises qu'en petite quantité et seulement bouillies.

Les choux et tous les légumes secs devront être absolument rejetés de l'alimentation.

Ces interdictions fondamentales étant faites, il convient pourtant d'assurer l'alimentation du glycosurique.

Chez l'arthritique, le régime carné exclusif aurait des résultats déplorables, d'autant que notre déperdition quotidienne étant, d'après Dujardin-Beaumetz, de 20 grammes d'azote et de 310 grammes de carbone, il faudrait, pour fournir ces 310 grammes de carbone, avec la viande seule, en absorber 2 kilogrammes par jour. L'estomac du goutteux se refuserait à sa digestion, et on exaspérerait, par un tel régime, toutes les manifestations de l'arthritisme. B. Teissier pensait même qu'on préparait ainsi chez les goutteux la sclérose et l'insuffisance rénale.

Il faut prescrire les bouillons gras ou maigres, les œufs, les poissons, les légumes verts frais, sauf le petit pois et l'asperge, et préférer les viandes blanches, la volaille, le veau, le porc frais, aux viandes noires trop substantielles.

En boisson, c'est le Bordeaux qui sera le vin de choix, coupé avec une eau bicarbonatée légère, eau de Vals Vivaraise n° 3, ou bien un vin blanc léger. Le thé et le café sans sucre pourront être recommandés. Dans la journée, pour calmer la soif, on peut user des préparations de quinquina, du houblon, du quassia ou de l'extrait de Malt avec de l'eau.

En un mot, chez l'arthritique glycosurique, il convient de combattre la glycosurie par l'interdiction du sucre et de l'amidon, mais il faut prendre garde de faire apparaître les manifestations goutteuses par un régime carné exclusif : le régime mixte que nous venons d'indiquer semble le mieux approprié : Il n'aura même pas besoin d'être suivi toujours avec la même rigueur. Chez de tels malades, l'apparition du sucre urinaire est éphémère, intermittente; dans les périodes intercalaires où la glycosurie n'existe pas, l'usage modéré du sucre et de l'amidon peut être permis, à condition que les urines soient examinées souvent, et qu'on revienne au régime strict dès que la réaction de Fehling se montrera.

Ces précautions diététiques, identiques pour tous les arthritiques glycosuriques peuvent suffire chez les jeunes sujets, où le sucre, qui ne s'est montré qu'à la faveur d'une affection intercurrente, est destiné à disparaître avec elle.

Mais chez l'adulte, où la glycosurie alterne avec les manifestations diverses de la diathèse urique, il faut s'aider d'un traitement médicamenteux.

Traitement médicamenteux. — Les alcalins donnent d'excellents résultats chez de tels malades : une cure thermale à Vichy ou à Carlsbad est presque toujours suivie d'une disparition du sucre urinaire. Il suffit parfois d'un traitement à Vals ou à Royat.

On peut y suppléer à domicile par une des prescriptions suivantes :

1° Une cuillerée à café de sel de Carlsbad dissous dans de l'eau chaude, le matin au réveil.

2° Un demi-verre d'eau de Vichy Célestins, une demi-heure avant chacun des principaux repas du midi et du soir.

3° Une prise de bicarbonate de soude de 2 grammes, deux fois par jour, en sortant de table.

Si la glycosurie se montre chez un goutteux avéré et alterne avec les manifestations articulaires, on usera avec avantage du salicylate de soude à la dose de 3 ou 4 grammes.

S'il y a eu de la glycosurie calculeuse, si les urines contiennent un excès habituel d'acide urique ou d'acide oxalique, on se trouvera bien des préparations lithinées et on prescrira, par exemple, avant les deux principaux repas, 0,30 centigrammes de carbonate de lithine dans un demi-verre d'eau de Vichy.

Chez le glycosurique azoturique, c'est à la médication arsénicale qu'il faut avoir recours, soit sous forme d'eau de La Bourboule, un demi-verre à jeun, deux fois par jour, soit en usant de la liqueur de Fowler, 10 ou 15 ou 20 gouttes dans le premier verre d'eau et de vin en mangeant.

Traitement hygiénique. — Enfin l'obèse aura besoin surtout de joindre à son régime des exercices physiques, soit de la gymnastique de chambre ou de l'escrime, soit du jardinage ou de la marche progressivement réglée.

Les altitudes pourront être prescrites et, à leur défaut, on essayera les inhalations d'oxygène.

On assurera le bon fonctionnement de la peau à l'aide de frictions alcooliques au gant de crin ou de flanelle, en y ajoutant, au besoin, des bains tièdes et du massage.

2° **Traitement des glycosuries digestives.** — *Traitement diététique.* — Quand la glycosurie résulte d'une alimentation sucrée ou féculente excessive, c'est le régime qui doit être modifié, et cette modification semble *à priori* suffisante et constituer tout le traitement. C'est pour de tels cas que la diète carnée a été préconisée et que Cantani a institué son régime adipo-albumineux : en dehors des viandes grillées rôties et bouillies prises en grande quantité, on remplace les féculents par les graisses, et on fait ingérer du lard, des viandes grasses, du foie gras, des poissons à l'huile, du beurre, des crèmes.

Mais il faut songer que l'abus des mets sucrés et féculents ne fait pas qu'entraîner la glycosurie — tous ceux qui se sont adonnés à ce régime défectueux sont de petits mangeurs, que rebutent les grosses viandes et le plus souvent des dyspeptiques qui ne toléreraient pas les aliments prescrits par Cantani.

Il faudra donc éviter ces régimes exclusifs que commande la théorie, mais qui sont mal supportés en pratique, et instituer un régime mixte, dont la base sera fournie par l'abstention des sucres et des féculents.

Dans les cas extrêmes où la dyspepsie est nette, dans la seconde catégorie surtout des glycosuries digestives par auto-intoxications et congestion hépatique, quand il y aura de l'albuminurie toxique dyscrasique, on se trouvera quelquefois bien du régime lacté, malgré ce qu'il semble avoir de paradoxal.

Traitement médicamenteux. — Dans ces cas, ce sera le triomphe de l'antisepsie intestinale : on a recommandé, avec Ebstein, Muller et Fuhrbringer, l'acide phénique, à la dose de 0,30 centigrammes dans un peu d'eau, à prendre avant les repas, ou mieux encore l'acide salicylique à la dose de 5 à 6 grammes. Ce sont des antiputrides, des antifermentescibles, qui peuvent donner des résultats.

Dans le même ordre d'idées, Cantani et Furster ont recommandé l'acide lactique, à la dose de un ou deux grammes.

Et Sampson a préconisé le permanganate de potasse, qui, en dehors de son pouvoir antiseptique général, aurait une action spéciale sur le foie.

Nous lui préférerions le benzoate de soude, en cachet de 1 gramme, à la dose de 2 ou 3 dans les vingt-quatre heures, ou mieux encore le salol, en prises de 0,50 centigrammes 3 à 6 dans la journée. Les divers naphtols peuvent aussi être employés, mais leur action sur le foie est moins réelle et leur indication moins précise.

Dans les cas où la dilatation de l'estomac est très considérable il faudra avoir recours aux lavages pour triompher de la glycosurie. Une cure thermale à Royat, ou mieux encore à Pougues donnera de bons résultats.

3° Traitement des glycosuries nerveuses. — Le régime est secondaire, ce sont les narcotiques et les antispasmodiques qui seront les médicaments de choix dans cette variété.

Depuis Felizet, on connaît les bons effets du bromure de potassium ; à la dose de 2 à 3 ou 4 grammes, il peut juger, en quelques jours, une glycosurie nerveuse. La valériane, très justement vantée par Trousseau, a une action moins déprimante, est mieux tolérée et est souvent plus efficace.

On la donne sous forme d'extrait, à la dose de 5, 10, 20 jusqu'à 30 grammes par jour ou en pilules associées à l'opium, d'après la formule de Huchard.

Extrait de valériane...........	20 centigr.
Extrait d'opium	15 milligr.
Arséniate de soude.............	2 —

pour une pilule.

En prendre 4 ou 6 par jour, au milieu des repas. La belladone sous forme d'extrait, 4 à 6 centigrammes, a pu donner des résultats.

Les opiacés ont été souvent employés : Christian et Pavy recommandent surtout l'extrait aqueux d'opium, à la dose de 0,50 cg. à 2 et même 3 grammes

Willes et Rollo préfèrent les pilules d'extrait thébaïque de 0,02 cg. (2 ou 3 dans la journée).

Mais toutes ces médications ont perdu de leur importance depuis que Lépine a mis en évidence l'action de l'antipyrine comme médicament nervin : c'est G. Sée qui a donné les règles de son emploi dans la glycosurie, et, avec des doses quotidiennes variant de 2 à 4 grammes, il a pu, dans la grande majorité des cas, faire disparaître le sucre urinaire.

Dans les glycosuries des neurasthéniques, dans celles qui accompagnent les psychoses à forme dépressive, on se trouvera bien des préparations de strychnine : 3 ou 4 pilules de 1 milligramme d'arséniate de strychnine, ou une solution telle que la prescrit Bouchard :

Sulfate de strychnine........	0,05 centigr.
Eau..........................	150 grammes.

2 ou 3 cuillerées à café, dans les vingt-quatre heures.

Enfin la gymnastique, l'escrime, la marche, et les pratiques hydrothérapiques compléteront ce traitement, dont l'efficacité est généralement certaine et rapide.

4° Traitement des glycosuries puerpérales. —

Quoique le sucre trouvé dans les urines de femmes grosses et des nourrices soit le plus souvent de la lactose, il convient de se rappeler que Voit a montré que l'ingestion de sucre de raisin, par une femme en lactation, provoquait le passage de sucre de lait dans les urines.

Il ne suffira donc pas de supprimer le lait de l'alimentation. Il faudra interdire tous les aliments sucrés et féculents.

Ce sera, d'ailleurs, le seul traitement : tout médicament serait inutile pour la mère, et pourrait être dangereux pour l'enfant. Il faut attendre, avec des précautions diététiques, la fin de l'état puerpéral qui entraînera fatalement la disparition du sucre urinaire.

INDEX BIBLIOGRAPHIQUE

ABELOUS. — *Wiener mediz. Wochenschr.*, 1874. — *Centralbl. für med. Wissenschaft*, 1879.

ACHARD. — *Soc. méd. hôp.*, Paris, 1897.

ARTHUS. — *Soc. méd. hôp.*, Paris, 1897.

ASTER (W.). — Thèse Iéna, 1895.

BABO. — *Zeitschrift für ration. Medic.*, 5 Reihe, 2 Bd.

BAND. — *British medic. Journal*, 1895.

BARY. — *Gazette des hôpitaux de Paris*, 1892-94.

BAUMANN. — *Gazette des hôpitaux de Paris*, 1892-94.

BEALE. — *Gazette des hôpitaux de Paris*, 1892-94.

BENCE JONES. — *Medico-chirurg. Trans.*, 1853.

BERNARD (Claude). — Leçons de physiologie expérim. appliquée à la médec., 1855-56. — Leçons sur les propriétés phys. et les altérations path. des liquides de l'organisme, 1859. — *Revue scientifique*, Paris, 1869.

BERNSTEIN COHEN. — Thèse Paris, 1851.

BINET. — *Revue de la Suisse romande*, 1892.

BLOT. — *Académie des sciences*, 1856.

BOIX. — Thèse Paris, 1894.

BORDIER. — *Archives génér. médecine*, 1868.

BOUCHARD. — Auto-intoxications, Paris, 1887. — *Société médicale des hôpitaux*, 1884. — Exposé des titres scientifiques, 1886.

BOUCHARDAT. — *Comptes rendus de l'Acad. des sciences*, 1848-49. — *Annuaire de thérapeutique*, 1841-46-48-61-69. — De la glycosurie ou du diabète sucré. Paris, 1875.

BRONGNIART. — Thèse Paris, 1876.

BROUARDEL. — *Ann. d'hyg. publique et de méd. légale*, 1883.
BROUSSAIS. — Thèse Paris, 1825.
BRUCKE. — *Sitzungsberichte der Wiener Akad.*, 1858.
BUDDE. — *Diabet. mellit. in diss. Copenhant*, 1874.
CANTANI. — Diabète sucré et son traitement, 1876. — Congrès médic. int. Rome, 1888.
CARNOT (P.). — *Société de biologie*, 1896.
CARTIER. — Thèse Paris, 1891.
CASSAET. — *Gazette hebdomad.*, 1895.
CASTAIGNE. — *Société médic. hôpitaux*, 1897.
CHAILLET. — Thèse Paris, 1869.
CHARCOT. — Maladies des vieillards.
CHARRIN. — Poisons de l'organisme. Paris. — *Gazette médic.* Paris, 1894. — *Société de biologie.*
CHAUVEAU. — *Acad. des sciences*, 1893-94.
CHERON. — *Bulletin de thérapeutique*, 1894.
CHESELDEN. — The anatomy of the human. Body London, 1768.
CHRISTIE. — *Edinb. med. and surg. Journ.*, 1817.
COLRAT. — *Lyon médic.*, 1875.
CORONA. — *Morgagni*, 1893.
COUTURIER. — Thèse Paris, 1874.
CROLAS. — *Soc. nation. méd.* Lyon, 1896.
CYR. — *Gazette hebdomad.*, 1880.
DALE (JAMES). — *British medical Journal*, 1894.
DAVENPORT. — *Journal Barthol. rep.*, 1888, t. XXIV.
DEBRAY. — Thèse Paris, 1896.
DECHAMBRE. — *Gazette.* Paris, 1852.
DEMANGE. — Article DIABÈTE du *Dict. Dechambre.*
DEPERET. — Thèse Paris, 1894.
DERIGNAC. — Congrès Limoges, 1890.
DICKINSON. — Diseases of the Kidney, 1875. — On the Diabetes, 1877. — *The Lancet*, 1879.
DÖRNER. — Thèse Fribourg, 1895.
DUCKWORTH. — *British medic. Journal*, 1893.
DUHOMME. — *Bulletin de thérapeutique*, 1880.
DUMONTPALLIER. — *Gazette.* Paris, 1869.
EBSTEIN. — *Berliner klin. Wochenschrift*, 1892. — *Deutsch. Arch. für klin. Med.*, 1895.
EDWARDS. — *Revue de médecine*, 1886.
FALHENBERG. — *Congres für innere Medic.* 1891.
FILEHNE. — *Centralblatt*, 1878.
FISHER. — *Arch. générales de médec.*, 1862.
FRANK (P.). — Traité de médecine pratique, 1842.
FRERICHS. — Traité du diabète, 1885.
FRITZ. — *Gazette hebdomad.*, 1859.
FRORIEP. — Weimar, 1843.

GAIRDNER. — *British medic. Journal*, 1893.
GALLOIS. — Sur l'oxalurie, (*Acad. des sciences*, 1857). — *Comptes rendus Soc. de biologie*, 1863-64.
GALTIER-BOISSIÈRE. — *Académie des sciences*, 1856.
GARROD. — Traité de la goutte. — *British medic. Journal*, 1857.
GAUTIER (A.). — *Traité de chimie.*
GIBBE. — On the pathology of saccharine assimilation. *The Lancet*, 1855.
GILBERT. — *Société de biologie*, 1896.
GLENARD. — *Acad. de méd.*, 1890.
GRIESINGER. — Studien ueber Diabetes, (*Arch. für Phys. Heilk.*, 1859).
GROSS. — *Jahrbuch für Kind.*, 1892.
GUINARD. — *Arch. de méd. expér.*, 1897.
GUINON. — *Revue de médecine*, 1886.
HALSTED-BOYLAND. — Thèse Paris, 1890.
HARLEY. — *Gazette médic.*, Paris, 1853. — De l'urine, 1875.
HAYEM. — *Bulletin médic.*, 1890.
HEADLAND. — An essay of the action of medicins in the System, 1852. — *Medic. Times and Gaz.*, 1853.
HEIDENHAIN. — Beitrage zur Lehre der Diabetes mellitus, 1874.
HIGGENS. — *Boston medic. Journal*, 1895.
HOFFMANN. — *Reichert's und du Bois-Reymond Archiv für Anat. und Physiol.* Berlin, 1871 et 1873.
HOFFMEISTER. — *Arch. für experim. Pathol. und Pharm.*, 1889.
HOMOLLE. — *Bulletin de la Soc. anatom.*, 1876.
HOPPE-SEYLER. — Handbuch der phys. und chemisch. Analyse, 1863. — *Pfluger's Archiv*, 1873.
HUPPERT. — *Archiv für Heilkunde*, 1867.
IACKS. — *Prager medic. Woch.*, 1892.
ISCOVESCO. — *Progrès médical*, 1885.
JACCOUD. — *Dict. de méd. et chirurg.* art. DIABÈTE, t. XI, 1869.
JODRY. — Thèse Lyon, 1897.
KAUFMANN. — *Archives de physiol.*, 1893-95. — *Société de biologie*, 1893-94-96. — *Acad. des sciences*, 1893-94.
KEITH-IMRAY. — *Edinb. med. and surg. Journ.*, 1845.
KIRSTEN. — *Archives générales de méd.*, 1857.
KLEMPERER. — *Semaine médicale*, 1895.
LANCEREAUX. — Clinique médicale, 1892. — *Bulletin méd.*, 1890.
LANDER-BRUNTON. — *Reynold's System of Medic.*
LANDRIEUX. — *Progrès médical*, 1885.
LARREY. — Clinique chirurgicale, 1830.
LECOQ. — *Gazette hebdomad.*, 1863.
LECORCHÉ. — Traité du diabète. — Diabète chez la femme. — Traité de la goutte.
LE GENDRE. — *Société méd. des hôpit.*, 1892.

LEHMANN. — *Lehrbuch der phys. Chemie.* Leipzig, 1852. — *Bericht der Gesellschaft der Wissensch.*, 1850.

LÉPINE. — *Revue de médecine*, 1886-92. — *Société sciences médic.*, Lyon, 1890. — Congrès de médec. int. Lyon, 1894. — *Semaine médicale*, 1897. — 12e Congrès sciences médic., Moscou, 1897.

LEUDET. — *Clinique médicale de Rouen.* Paris, 1877.

LEVEN. — *Traité des maladies de l'estomac*, 1879.

LEVRAT-PERROTON, Thèse Paris, 1859.

LINOSSIER. — *Bull. Acad. méd.*, 1895. — *Archives de médec. expérim.*, 1895. — Congrès Montpellier, 1898.

LOEB. — *Prager medic. Wochenschr.*, 1892.

LOUVET. — Thèse Paris, 1873.

MAC GREGOR. — *London medic. Gazette*, 1847.

MAGINELLE. — Thèse Lyon, 1897.

MARC-LAFFONT, *Journal d'anatomie*, 1880.

MARCHAL DE CALVI. — *Recherches sur les accidents diabétiques*, 1864.

MARIE. — *Abeille médicale*, 1897.

MARSH. — *Dublin medical Journal*, 1847.

MARTIN-SOLON. — *Moniteur des hôpitaux*, 1857.

MEHU. — *Chimie médic. appliquée aux recherches cliniques*, 1870.

MEISSNER. — *Beiträge zur Kenntniss des Stoffwechsels*, 1868.

MENDEL. — Thèse Wurzbourg, 1895.

MILLION. — Thèse Paris, 1893.

MOEBIUS in *Traité de Pathologie interne de Nothnagel.*

MORITZ. — *Deutsch. Arch. für klin. Med.*, 1890.

MULLER. — *Beiträge zur Path. des Ruckensmarks* Leipzig, 1871.

MUNK. — *Virchow Archiv.*, 1887.

MURRAY. — *The Lancet*, 1860.

NAUMANN. — *Handbuch der medic. Klin.*, 1829.

NAUNYN. — *Der Diabetes mellitus.* Wien, 1898.

NEUMANN. — *Arch. für experim. Pathol. und Pharm.*, 1895.

NEY. — *Arch. für Gynäcologie*, 1889.

NOORDEN. — *Du Bois-Reymond, Archiv*, 1893.

OGDEN. — *Boston medic. Journal*, 1895.

ORD. — *British Journal*, 1889.

OZENNE. — *Gazette des hôpitaux*, 1894.

PAVY. — *On the nature and treatment of Diabetes.* London, 1862.

PIERRE. — Thèse Nancy, 1882.

PINK. — *Diabet. mellitus.* Kœnigsberg, 1874.

PITARELLI. — Congrès Naples, 1897.

POLL. — *Fortschrift der Medic.*, 1896.

POUCEL. — Thèse Paris, 1883.

PROUT. — *On inquiry into the nature and treatment of Diabetes.* Londres, 1825. — *On the nature and treatement of stom. and renal Diseases*, 1844.

QUINQUAUD. — *Société de biologie*, 1889.

RAYER. — *Archives générales de médec.*, 1839. — *Union médicale*, 1850.

RÉVEIL. — *Bulletin thérapeut.*, 1865.

REYNOSO. — Mémoire sur la présence du sucre dans l'urine, 1853.

ROGER. — Thèse Paris, 1887. — *Société de biologie*, 1893.

ROLLO. — *Cases of the Diabetes mellitus*. London, 1797.

ROQUE. — *Revue médecine*, 1890. — *Archives de médec. expériment.*, 1895.

ROSENBACH. — *Deutsche mediz. Wochenschr.*, 1884.

ROSSA. — *Centralblatt für Gynäkol.*, 1896.

RUMBOLD. — *Wien. klin. Woch.*, 1897.

SALKOWSKI. — *Centralblatt*, 1865. — *Virchow's Archiv*, t. XXVII.

SALLES. — Albuminuries diabétiques. Thèse Lyon, 1892.

SANDRAS. — *Annuaire de thérapeut.*, 1846.

SCHIFF. — *Journal d'Anat. et Phys. de Robin*, 1866. — *Ann. de chirurg. et de pharmac.*, CX et CXII, 1859.

SCHMITH. — *Pathogénie du diabète. The Lancet*, 1881.

SEEGEN. — *Beiträge zur Casuit der Mellit. Virchow's Archiv*, 1864. — *Der Diabetes mellitus*, Berlin, 1875.

SINETY. — *Gazette méd.* Paris, 1873.

SOREL. — Thèse Paris, 1893-94.

STERITT. — *British medic. Journal*, 1885.

STOSH. — *Versuch einer Path. und Ther. der Diab. mellitus*, 1828.

STRAUSS. — *Société médic. interne*. Berlin, 1897.

STRUMPELL. — *Berlin. klin. Woch.*, 1896.

TEISSIER (B.).— Diabète alternant (*Gazette hebdomadaire*, 1887).

TEISSIER (J.). — Rapports de l'intestin et du foie en pathologie, Congrès Bordeaux, 1895. — *Archiv. de méd. expériment.*, 1897.

THIROLOIX. — Thèse Paris, 1897. — *Gazette hebdomadaire*, 1894.

TROUILLARD. — Thèse Paris, 1892-93.

VENABLE. — *Medic. Times and Gazette*, 1858.

VOGEL. — *Anleitung zur Analyse der Harns*, 1863. — *Archiv klin. Med.*, 1872. — *Münch. medic. Wochenschr.*, 1889.

VULPIAN. — Leçons sur l'appareil vaso-moteur, Paris, 1875.

WAGNER. — *Wurzb. Naturw. Zeitschr.*, 1860.

WATTS. — *Symptoms, varieties and causes of Diabetes. The Lancet*, 1848.

WILLES. — *The pharmaceutic. rational.*, sec. 4, cap. III, 1682.

WORM-MULLER. — *Pfluger's Arch.*, 1882-84.

WORMS. — *Bulletin Acad. de médec.*, 1895.

ZIMMER. — *Der Diabetes*, 1 Heft, Leipzig, 1895.

ZUTTNER. — Thèse Berlin, 1893.

TABLE DES MATIÈRES

Considérations générales........................ 5

I. — **Glycosurie intermittente des arthritiques**........................ 11

1. — Glycosurie arthritique héréditaire des jeunes sujets........................ 17
2. — Glycosurie goutteuse de l'adulte et du vieillard........................ 20
3. — Glycosurie des obèses........................ 24
4. — Glycosurie azoturique........................ 26

II. — **Glycosuries digestives**........................ 28

1. — Glycosurie digestive par alimentation sucrée ou féculente excessive........................ 32
2. — Glycosurie par troubles digestifs........................ 38

III. — **Glycosuries nerveuses**........................ 49

1. — Glycosurie dans les affections systématiques du système nerveux........................ 52

Glycosurie dans les affections cérébrales........................ 53
Glycosurie dans les affections médullaires et bulbaires........................ 56
Maladies des nerfs........................ 57

2. — Glycosurie dans les névroses et les psychoses. 58

Névroses 58
Psychoses 62

3. — Glycosurie traumatique 63

IV. — **Glycosuries puerpérales** 66
V. — **Diagnostic** 72
VI. — **Pronostic** 76
VII. — **Traitement** 79

1° Traitement des glycosuries arthritiques 80
2° Traitement des glycosuries digestives 83
3° Traitement des glycosuries nerveuses 84
4° Traitement des glycosuries puerpérales 85

Index bibliographique 86

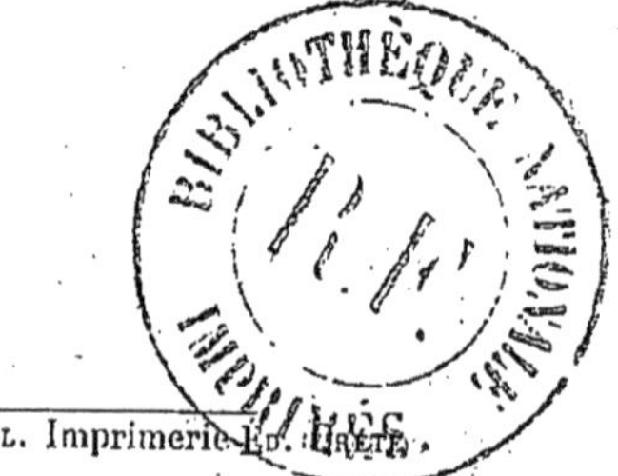

2650-98. — Corbeil. Imprimerie Ed. Crété.

www.ingramcontent.com/pod-product-compliance
Ingram Content Group UK Ltd.
Pitfield, Milton Keynes, MK11 3LW, UK
UKHW020341180726
13839UKWH00002B/848

9 782329 115627